谨以此书献给北京协和医学院

落成一百周年

百年协和 院校史丛书

北京协和医学院

百年图史

PICTORIAL HISTORY OF PEKING UNION MEDICAL COLLEGE
1921～2021

院校史丛书编委会　编著

 中国协和医科大学出版社

图书在版编目（CIP）数据

北京协和医学院百年图史 / 院校史丛书编委会编著. — 北京：中国协和医科大学出版社, 2021.8

（院校史丛书）

ISBN 978-7-5679-1341-7

Ⅰ.①北… Ⅱ.①北… Ⅲ.①北京协和医学院—编著—图集 Ⅳ.①R-40

中国版本图书馆CIP数据核字（2020）第023082号

院校史丛书

北京协和医学院百年图史

编　　著：院校史丛书编委会
责任编辑：顾良军

出版发行：中国协和医科大学出版社
（北京市东城区东单三条9号　邮编 100730　电话 010-65260431）

网　　址：www.pumcp.com
经　　销：新华书店总店北京发行所
印　　刷：小森印刷（北京）有限公司

开　　本：710×1000　1/16
印　　张：17.75
字　　数：220千字
版　　次：2021年8月第1版
印　　次：2023年7月第2次印刷
定　　价：78.00元

ISBN 978-7-5679-1341-7

抓住机遇、迎难而上，努力把中国医学科学院建设成为我国医学科技创新体系的核心基地。

习近平

编辑委员会

序

在中国现代医学史上，协和医学院的诞生无疑具有划时代意义。从 1917 年奠基到 1921 年全部落成启用，协和医学院将当时国际最先进的现代高等医学教育、医学科学研究全面系统地引入中国，使我国众多学科从空白迈入国际先进行列。尤其是协和医学院培育出最杰出的临床医学家、医学科学家、医学教育家和医学管理学家，在中国几乎所有的医学领域里，发挥了不可替代的引领作用，成为后人景仰的一代巨擘。

一百余年前，在世界医学教育改革与发展的大潮中，洛克菲勒基金会创办了以培养医学精英为目的的北京协和医学院（社会上将此简称为"协和"）。20 世纪 20 年代协和首创的公共卫生教育与实践成为国际范例。抗战期间，协和人奔赴大江南北，以实际行动服务民众、共赴国难。新中国成立后，在党的领导下，协和引领了我国重大传染病的研究与防治工作，取得了举世公认的成就。改革开放后，协和人创造了多项世界第一，填补了大量国内空白。进入新世纪，协和人努力构建高端医学平台，引领我国医学教育改革方向，为健康中国建设保驾护航，发挥了"国家队""核心基地"的作用。

经历了世纪风雨，北京协和医学院始终坚持"小规模招生、高层次培养、高质量输出"的办学宗旨。在长期的办学实践中，协和凝练出"坚持医学精英教育，实行高进优教严出，注重能力素质培养，强调'三高''三基''三严'，开放办学博采众长，传扬优良文化传统"的办学特色。

21 世纪是生命科学的世纪，而医学是生命科学的前沿与核心，关乎国家安全、经济发展、社会文明和人民福祉。我国已开启全面建设现代化国家新征程，根据医学发展规律和趋势，亟待建立完善的国家医学科技创新体系，并设立专门的国家医学健康科学基金。中国医学科学院北京协和医学院为贯彻落实习近平总书记

"科技要面向人民健康"和"努力把中国医学科学院建设成为我国医学科技创新体系的核心基地"的重要指示精神，从"承启文化，健全体系，创立机制，拓展资源"四个方面推出建设院外研发机构、设立中国医学科学院学术咨询委员会及其学部、开展医学科技量值（STEM）评价、肇启"4＋4"临床医学教育改革、实施准聘长聘教职与临床医学教职改革、设立临床研究专项基金、遴选"中国年度重要医学进展"和"中国21世纪重要医学成就"等一系列改革举措，有效提升院校的科研和教学水平，形成院校在医学科技和教育领域的导引力，推动国家医学科技创新体系及核心基地建设。

百年协和，历尽沧桑。她经历了三次停办、三次复校、六易校名，在中国医学高等院校的历史上恐无出其右。然协和人自强不息，卓尔不群，秉持"尊科学济人道，寓高贵于朴实，以天下为己任，助众生求福祉"的精神与文化，历经百年，仍执今日中国医学科学教育之牛耳。盛世修史，院校成立了院校史编修办公室，举院校系统之力编修院校历史。

协和的精神和文化是一种无形、无穷的力量，像春风似雨露，潜移默化地影响着一代代协和人的价值取向、职业操守、精神气质、工作规范。我们试图通过《北京协和医学院百年图史》一书，在时光的隧道里，与先贤们同伴同行，同时，也期待用自己的视角，去探究自己心中的协和。

在北京协和医学院落成一百周年之际，我们不是为了回忆和追思，而是为了协和下一个更好的百年。

姚建红

2021.8

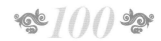

目　录

百年图史

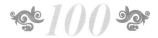
北京协和医学院
停办 复校 更名时间变更表

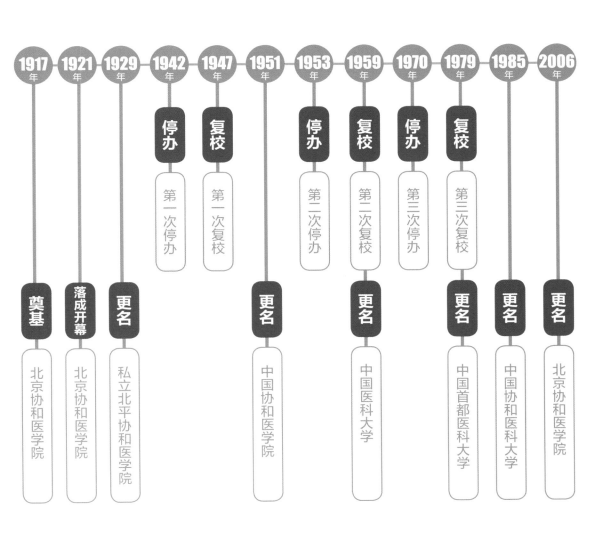

1917年	1921年	1929年	1942年	1947年	1951年	1953年	1959年	1970年	1979年	1985年	2006年
			停办	复校		停办	复校	停办	复校		
			第一次停办	第一次复校		第二次停办	第二次复校	第三次停办	第三次复校		
奠基	落成开幕	更名			更名		更名		更名	更名	更名
北京协和医学院	北京协和医学院	私立北平协和医学院			中国协和医学院		中国医科大学		中国首都医科大学	中国协和医科大学	北京协和医学院

中国医学科学院北京协和医学院
机构示意图

2006 病原生物学研究所　地点：北京

1996 护理学院　地点：北京

1986 研究生院　地点：北京

1983 药用植物研究所　地点：北京
下设云南分所　海南分所

1960 生物医学工程研究所　地点：天津

1958 基础医学研究所　基础医学院
地点：北京
药物研究所　地点：北京
医药生物技术研究所　地点：北京
医学信息研究所　地点：北京
医学生物学研究所　地点：昆明

1921 北京协和医院　临床医学院
地点：北京

1917 北京协和医学院　地点：北京

2020 群医学及公共卫生学院　地点：北京
卫生健康管理政策学院　地点：北京

2014 人文和社会科学学院　地点：北京
系统医学研究院　地点：苏州

1998 继续教育学院　地点：北京

1989 公共卫生学院　地点：北京

1984 微循环研究所　地点：北京

1980 实验动物研究所　地点：北京

1959 放射医学研究所　地点：天津

1957 阜外心血管病医院　心血管病研究所
地点：北京
肿瘤医院　肿瘤研究所　地点：北京
整形外科医院　整形外科研究所
地点：北京
血液病医院　血液学研究所　地点：天津
皮肤病医院　皮肤病研究所　地点：南京
输血研究所　地点：成都

1920 护士学校　地点：北京

西医东渐

(1862—1917)

北京协和医学院创办的历史背景

　　西方医学输入中国的历史，最早可以上溯到 13 世纪，但大量进入中国还是 1840 年鸦片战争之后。西方炮舰政策迫使腐朽没落的清政府打开大门，使中国沦为半殖民地半封建社会，西方列强以不平等条约为据，派大批传教士涌入中国。于是，办学和施医成为他们进行文化渗透的先导手段。随着西医的引入与传播，中国社会对西医人才的需求日益增加，仅凭来华的传教士和医生已远远不能满足需要，部分教会医院由此开办培训班训练医生助手。至 19 世纪末 20 世纪初，中国各地已陆续建起多所教会医院和医学校，虽名为医学校，但实质上仍是学徒式的培训，规模很小，质量参差不齐。

　　1862 年，英国伦敦会医生雒魏林（William Lockhart）建立了北京第一所西医院——北京施医院，因医院正门旁竖立了两杆 21 米高的旗杆，故又名"双旗杆医院"。1864 年雒魏林因健康原因回国，由英国爱丁堡大学毕业的医学博士德贞（John Dudgeon）接任。1900 年义和团运动爆发，双旗杆医院毁于战火，此后由英国伦敦会传教士医生科龄（Thomas Cochrane）接办并逐渐恢复重建。

　　20 世纪初，在中国近代医学发展中起到过重要作用的外国传教会传播医学的势头开始衰落。为了挽回颓势，在华医学传教会采取了联合的方式，提出了"协和（Union）"理念，即多家传教会集中资金合办医学院校与医院。以此为背景，1906 年，在英国伦敦会传教士医生科龄的提议下，由在华的英国教会组织"伦敦会"，联合"伦敦教会医学会""圣公会"以及美国教会组织"长老会""美以美会""内地会"，合作开办了协和医学堂（Union Medical College，简称 UMC），地点在北京东单西总布胡同以南。

　　科龄于 1897 年来华，起初在辽宁开办医院，1900 年来到北京，主持恢复因义和团运动遭到破坏的医院。凭借良好的诊疗技术和出色的交际能力，科龄很快打开局面，

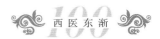

并与清廷建立了联系。1905 年，通过清廷总管太监李莲英的游说，协和医学堂得到清政府的批准，成为第一个获得中国政府承认的教会医学院。1906 年 2 月 12 日，协和医学堂举办成立仪式，外务大臣那桐代表清政府出席并宣读了慈禧皇太后的贺辞。1908 年，协和医学堂正式开课，学制五年。1910 年 8 月 1 日（宣统二年六月二十六日），协和医学堂获清政府特批准允办学并颁发了医师执照。

19 世纪末，美国"石油大王"亿万富翁约翰·洛克菲勒（John Davison Rockefeller）开始将大量的财富投入慈善事业，其中影响较大的包括捐款支持芝加哥大学、约翰·霍普金斯大学，以及 1901 年在纽约建立的美国第一个医学研究机构——洛克菲勒医学研究所。1909 年，洛克菲勒根据其顾问盖茨（Frederick T. Gates）在中国建立一所大学的建议，派出以芝加哥大学校长伯尔顿（Ernest D. Burton）为首的"东方教育考察团"，目的是"调查远东地区的教育、社会和宗教情况"。考察团历经 6 个月，参观考察了印度、日本、朝鲜及中国。据完成的报告显示，要在当时的中国建立一所名校并不现实，但中国在医学教育方面有迫切需要。1910 年，被视为美国医学教育改革里程碑的弗莱克斯纳（Abrahan Flexner）《美国和加拿大的医学教育：致卡内基基金会关于教育改革的报告》（Medical education in the United States and Canada: A Report to the Carnegie Foundation for the Advancement of Teaching) 的发表，洛克菲勒看到了投资医学教育的重要性，特别是 1911 年他投资的钩虫病防治项目在美国取得成功，让他更加关注医学、卫生和医学教育，开始考虑在中国开办医学院校。1913 年 5 月，洛克菲勒基金会正式成立，其董事会在 1914 年 1 月的一次会议上确定在中国进行医学教育投资，并决定派遣医学教育考察团对中国进行专题考察。

1914 年 4 月，第一次中国医学教育考察团到达北京，成员为芝加哥大学校长贾德森（Harry Pratt Judson）、哈佛医学院内科教授皮博迪（Francis Weld Peabody）、美国驻汉口总领事顾临（Roger Sherman Greene）、法学博士麦基斌（George Baldwin McKibbin）。考察团历时4个月，详细考察了中国十几个城市的医学院校和88所医院，并于当年10月21日总结完成了名为《中国的医学》的考察报告，呈交洛克菲勒基金会董事会。报告主要包括：中国的卫生状况；中国本土的医药和外科；西方医学在中国；教会主办医学教育的标准；解剖与尸检；中国人对待现代医学的态度；考察团的建议等七项内容。报告指出，当下的中国疾病横行，卫生状况恶劣，尤其是西方国家施行的各种公共卫生服务几乎不为中国人所知；医学教育水平低下，所有医学院校的师资水平和教学设备都很差，学生的预科教育不足，没有真正令人满意的教学医院，即便是教会医学校，亦存在创立未久、资产规模小、设备简陋、人手不足等诸多问题。因此，考察团对洛克菲勒基金会的首要建议就是参与中国的医疗事业，因为中国对医疗卫生的需求远远超过既往预期，在中国医疗卫生事业各个领域取得进展的机会将相当可观，具体操作上，考察团的建议直接催生了后来北京协和医学院的建立。考察团首先认为，北京是建立一所有影响力的医学院的最佳地点，因为北京从元明清到民国一直都是中国的首都，而且是全国教育中心，易于吸引各地考生，易于影响教育界和政界；其次，考察团提出应尽量与已开展良好工作的教会机构进行合作。虽然当时的协和医学堂在实体规模上还不尽如人意，但拥有稳固的基础和广泛的支持，地理位置绝佳，且是唯一得到中国政府认可的教会医学院，因此建议以适当的方式与协和医学堂进行合作。关于新建医学院的标准，考察团比较了当时盛行的两种看法：一是以较低标准、中文教学，以改善中国急需医学生的现状；二是以高标准、英文教学，培养高级人才。考察团极力推崇后者，此亦成为未来北京协和医学院的办学宗旨。

洛克菲勒基金会非常认可这份报告，并接受了考察团的建议。1914年11月30日，投票决定专设"中华医学基金会"（China Medical Board，简称CMB，又译"罗氏驻华医社"）以主持其在中国的事业，由洛克菲勒之子小约翰·洛克菲勒（John Rockefeller Jr.）担任主席，顾临为驻华代表。1914年12月11日，中华医学基金会举行第一次会议，立即开始实施考察团的建议，着手筹建高水平的北京协和医学院。1915年6月，洛克菲勒基金会与英国伦敦会等六家教会达成协议，以20万美元购买

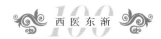
了协和医学堂的全部资产。

1915年8月，为了更好地落实这项计划，洛克菲勒基金会从纽约派出第二次中国医学教育考察团来华进行了更深入的考察。成员包括当时美国医学界最负盛名的两位教授——约翰·霍普金斯医学院院长韦尔奇（William H. Welch）和洛氏医学研究所所长西蒙·弗莱克斯纳（Simon Flexner）。他们给协和医学教育设立了高标准："建立一所与欧美同样好的医学院，拥有优秀的师资队伍、装备精良的实验室、高水平的教学医院和护士学校"。他们还建议，入学标准按"美国大部分优秀医学院的入学标准"，采用长学制英文教学，特别注意选择既具有科学探索精神和教学能力又能激发学生和同行科研兴趣的专职教师。第二次中国医学教育考察团为北京协和医学院的创办提供了切实可行的指导方针和实施方案。

1916年1月，洛克菲勒基金会和中华医学基金会在纽约正式组建北京协和医学院董事会。"协和医学堂"更名为"北京协和医学院"（Peking Union Medical College，简称PUMC）。年轻有为的内科教授麦克林（Franklin C. McLean）被任命为北京协和医学院的第一任校长。为了适应世界一流医学院的发展需求，洛克菲勒基金会在购得"协和医学堂"的全部房产后，又以12.5万美元购得东单三条胡同原"豫王府"的全部房产，总面积共22.6公顷，用于新医学院的建设。同年，北京协和医学院在美国纽约州立大学注册，北京协和医学院的毕业生同时可获得美国纽约州立大学的医学博士学位（MD）和文凭，标志着协和一旦创立，即与北美大学具有同等的资质。

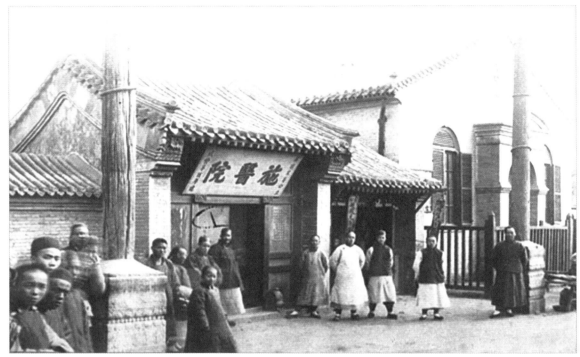

1862年，英国伦敦会医生雒魏林建立了北京第一所西医院——北京施医院。1864年雒魏林因健康原因回国，由英国爱丁堡大学毕业的医学博士德贞接任。由于就诊人员逐渐增多，北京施医院购得位于东城米市大街上的火神庙并搬迁至此。因医院正门旁竖立了两杆21米高的旗杆，故又名"双旗杆医院"。1900年义和团运动爆发，双旗杆医院毁于战火，此后由英国伦敦会传教士医生科龄接办，恢复重建，并在此原址上创建了协和医学堂。

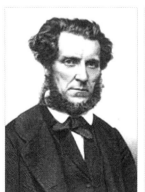

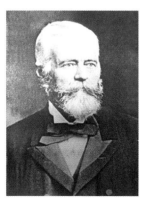

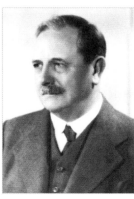

雒魏林（William Lockhart）　　　德贞（John Dudgeon）　　　科龄（Thomas Cochrane）

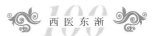
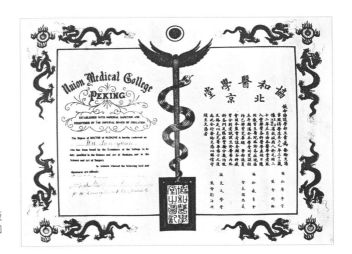

协和医学堂毕业文凭，在中英文版
骑缝处下端钤有长方形朱文"协和
医学堂之图记"印章。

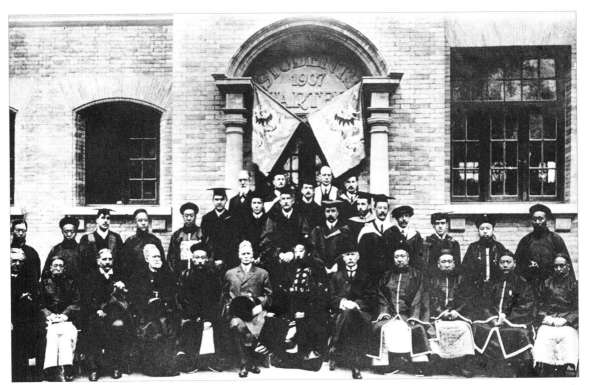

1906 年 2 月 13 日，协和医学堂举行了盛大的开幕仪式。外务大臣那桐代表慈禧皇太后出席，参加开幕式的还有
清政府各机构的官员和王公贵族，其他各国驻华机构也都派代表出席了会议。

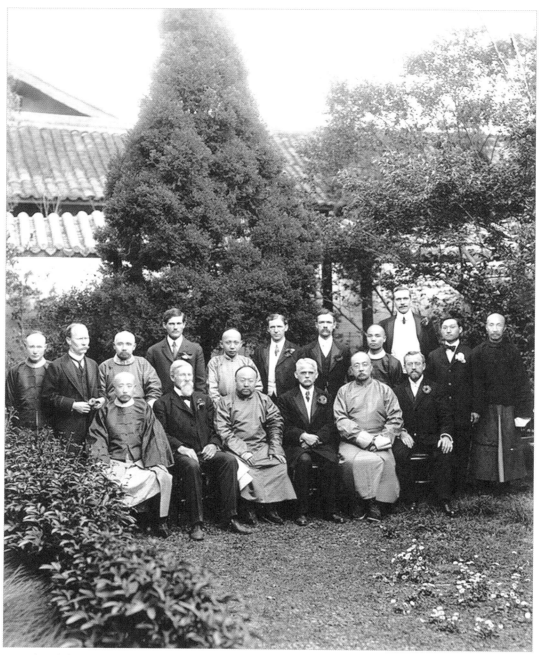

1909 年，洛克菲勒派出以芝加哥大学校长伯尔顿为首的"东方教育考察团"，目的是"调查远东地区的教育、社会和宗教情况"。考察团历时 6 个月，在考察了印度、日本、朝鲜及中国后，提交了一份考察报告，该报告使洛克菲勒看到了在中国开办医学教育的重要性。图为 1909 年 4 月 12 日，"东方教育考察团"一行在考察四川时受到当地政府官员的接见。

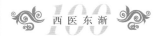
　　洛克菲勒基金会成立后，决定派遣医学教育考察团对中国进行专题考察。1914年4月，第一次中国医学教育考察团到达北京。成员为芝加哥大学校长贾德森、哈佛医学院内科教授皮博迪、美国驻汉口总领事顾临以及法学博士麦基斌。考察团历时4个月，在访问了中国十几个城市的医学院校和88所医院后，于当年10月21日写出《中国的医学》考察报告，这份报告直接催生了后来的北京协和医学院。

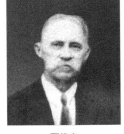

贾德森
（Harry P. Judson）

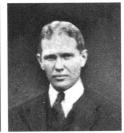

皮博迪
（Francis W. Peabody）

1915年8月，第二次医学教育考察团来到中国。团员中有当时美国最负盛名的两位医学教授：洛氏医学研究所的弗莱克斯纳教授（右三）和约翰·霍普金斯医学院院长韦尔奇教授（右一）。

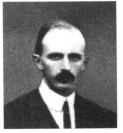

顾临
（Roger S. Greene）

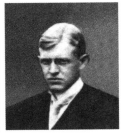

麦基斌
（George B. McKibbin）

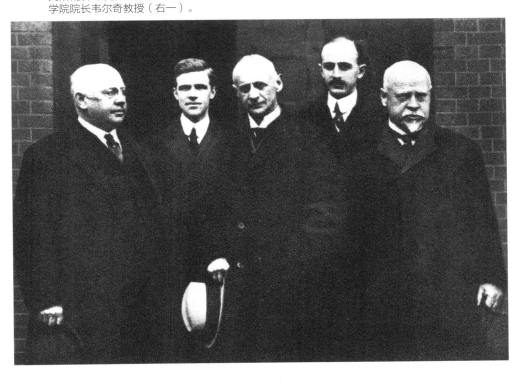

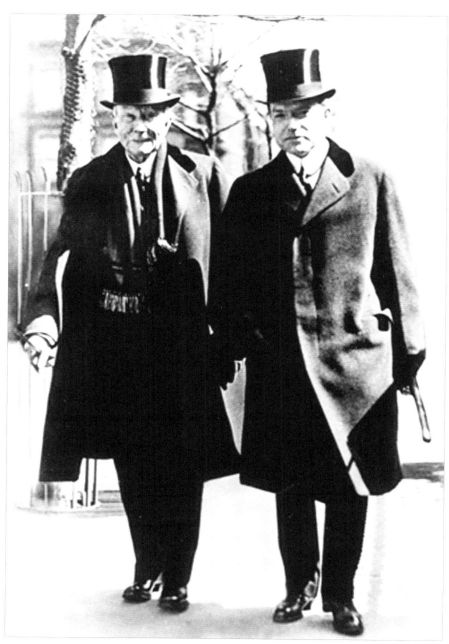

1914年11月，洛克菲勒基金会根据医学教育考察团的建议，成立了"中华医学基金会"（China Medical Board. 简称 CMB），以主持在华医学教育事业。主席为小约翰·洛克菲勒。洛克菲勒基金会、中华医学基金会与英国伦敦教会等协商购置了协和医学堂的全部产业，并由洛克菲勒基金会和中华医学基金会选派 7 人及协和医学堂原教会 6 人共同组成董事会，协和医学堂更名为北京协和医学院。至此，北京协和医学院进入筹建阶段。图为洛克菲勒父子。

协和初创

（1917—1921）

北京协和医学院的创办过程

1917年9月24日，在教育总长范源濂的主持下，北京协和医学院举行了隆重的开工奠基仪式。担任北京协和医学院总建筑师的是美国著名设计师查尔斯·柯立芝（Charles Coolidge）。此后历经4年，耗资750万美元（远超预算的100万美元），建成了包括教学、医院、礼堂、办公、动力房等14座主体楼群，按英文字母编号，从A至N，除礼堂A楼外，皆有上下走廊连接互通（另在附近改扩建学生宿舍和高级教职员楼40余座）。建成后的北京协和医学院主体建筑是一组外观为中国宫殿式风格的建筑群，雕梁画栋、绿瓦飞檐、白玉围栏，美轮美奂。步入室内，完全按照西方医学院设施建造，所有装饰材料与设备都是按照最高标准选材，所有的工程都是按照最严格的标准施工。到今天为止，这些建筑虽历经百年，仍风采依旧，巍峨昂然。

为达到北京协和医学院本科生的入学标准，学校自办的医预科于1917年9月11日开学，房屋主要利用原协和医学堂的校舍。第一批预科生一年级2人，二年级插班生5人，医预科学制三年。与此同时，中华医学基金会每年拨款资助全国各地的十余所综合性大学，改善办学条件，提升教学水准，以期培养合乎要求的医预科学生。因人才与地利俱佳之故，燕京大学的医学预科学生成为协和的主要生源。

1919年10月1日，北京协和医学院医本科正式开学，所有医预科学生都须考试合格才能升入本科。1920年9月，北京协和医学院的护士学校开学，学制为四年，来自约翰·霍普金斯医学院的沃安娜（Anna D. Wolf）受聘担任协和护士学校第一任校长。

1921年6月24日，新建的北京协和医院开始收治病人。原住协和医学堂附属医院的病人，首先转入新的病房。本科高年级学生于当年秋季进入临床见习，医院内共有住院医生和实习医生72人，病房配有男、女护士。

至1921年，全校建筑基本完成，学校和医院已开始步入正轨。同年9月中旬，在新生入学之际，北京协和医学院举行了隆重盛大的开幕典礼。参加典礼的正式代

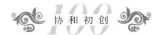

表有我国及欧、美、亚洲各国的大学校长、教授、学术团体及国际卫生组织的负责人或代表等。洛克菲勒基金会主席文森特（George E. Vincent）代表基金会，将全部建筑和设备交付北京协和医学院使用。接替麦克林的代理校长胡恒德（Henry Houghton）正式接任。代表北洋政府徐世昌总统的外交部长颜惠庆、内务部长齐耀珊、教育部次长马邻翼等出席开幕典礼并致贺辞。

在开幕典礼上，顾临代表中华医学基金会，小洛克菲勒代表洛克菲勒基金会致答辞。小洛克菲勒首先宣读了他父亲刚刚发来的贺电："我最大的希望都集中在将要投入使用的北京协和医学院。希望所有进入学院的人，无论是教员还是学生，都能充满服务与牺牲精神，希望这一机构能在促进中华民族身体、心理和精神健康方面发挥越来越广泛的影响"。随后，小洛克菲勒叙述了从他父亲最初对中国发生兴趣到派考察团、设立洛克菲勒基金会和中华医学基金会，直至筹建这所学校的经过，强调学校的任务主要是培养高级师资、医师和科学研究的人才，同时举办进修教育，为全国的教会医院及其他医院的医生提供进修的机会，并希望这一学校能以其示范作用，促使中国其他地方开办更多类似的学校。长沙湘雅医学院校长胡美（Edward H. Hume）作为来宾，发表了题为《中国医学教育的现状和前景》的演讲。他叙述了西方医学在中国发展的历史，同时对协和医学院提出期望。他说，医学校的主要任务当然是培养医生，但协和这所新学校，还要发扬科学研究的精神，毕业生不仅要成为好医生，还要有独创能力和想象力，要培养学生的自学能力。美国约翰·霍普金斯大学教授韦尔奇，在其《医学进步及其对人类的贡献》的发言中，也表达了对北京协和医学院的期望。他希望北京协和医学院能和约翰·霍普金斯大学一样，成为医学教育研究的中心，并在中国其他地方建立新的医学、教育、科研中心。

开幕典礼从 9 月 15 日到 22 日，历时 7 天，大部分内容是专题学术报告，典礼当周参加学术活动的国内外著名科学家达 280 人。

北京协和医学院创建前后，既是国内军阀混战、列强纷争的时期，又是革命思想活跃、人民渴望弃旧图新的时期，体现的是世界上最先进的医学教育思潮与中国现实的密切结合，也决定了协和未来的发展注定在某些方面能够引领世界，并同中华民族的命运息息相关。

豫王府

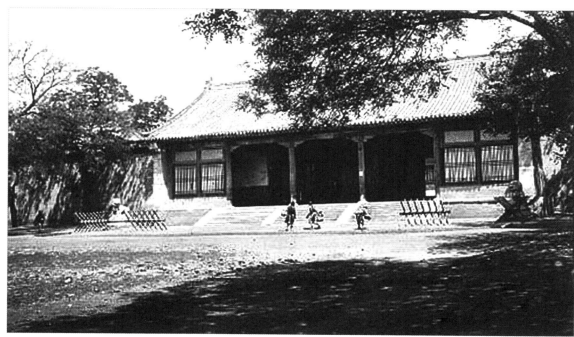

豫王府正门。豫王府是清太祖努尔哈赤第十五子多铎的府邸，位于东城区帅府园东口。清政府倒台后，因其后人无力维持家族庞大的开销，1916 年洛克菲勒基金会以 12.5 万美元购得其全部房产，用于建造北京协和医学院。

1917 年，豫王府的全部建筑被拆除，仅留下了门前的一对石狮。这对北京清代所有王府门前唯一的一对卧狮，至今仍伫立在北京协和医学院的大门两旁。

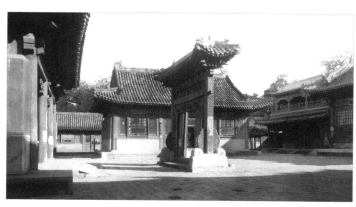

豫王府庭院

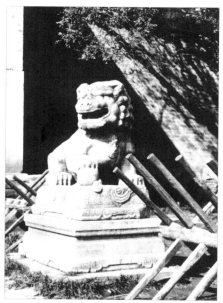

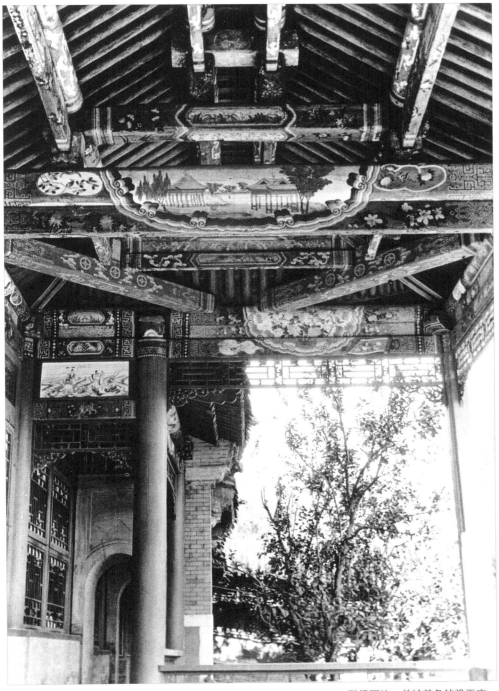

雕梁画栋、美轮美奂的豫王府。

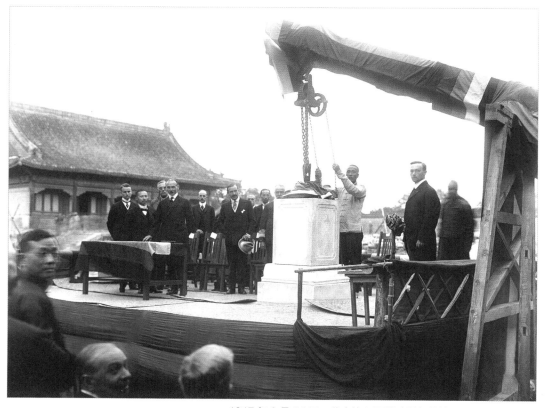

1917 年 9 月 24 日，北京协和医学院举行奠基仪式。在豫王府开阔的庭院平台上站着发言者和其他显要人物，一名中国建筑工人操作着起重设备，把巨大的方形大理石基石放到底座上，教育部长范源濂亲自将奠基石在即将要作为解剖楼的南墙地基处落下，在场的中外来宾共同见证了这一盛况。

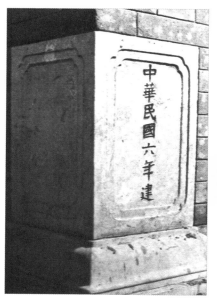

北京协和医学院奠基石，位于解剖楼（二号楼）西南角。

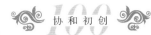

　　麦克林（Franklin C. McLean），1910 年毕业于芝加哥大学，先后在欧洲和美国洛克菲勒医学研究所任职。1916 年 6 月任北京协和医学院首任校长兼内科教授，上任时年仅 28 岁。1917 年 12 月中旬回国参军，仍保留校长名义。1920 年 4 月回到北京协和医学院，辞去校长职务，任内科教授。

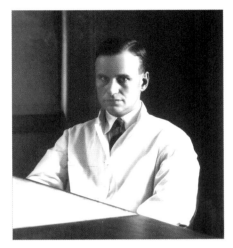

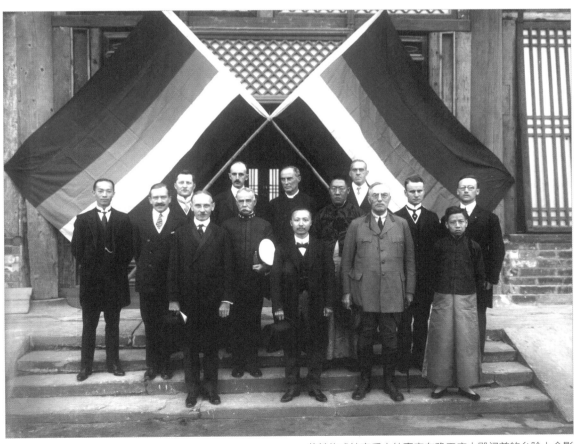

奠基仪式结束后中外嘉宾在豫王府大殿门前的台阶上合影

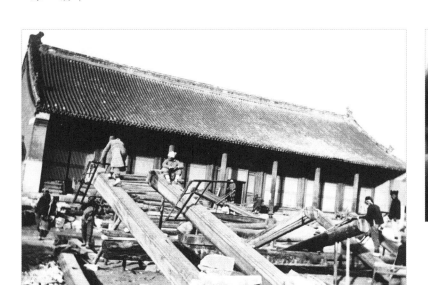

正在拆除中的豫王府

查尔斯·柯立芝
Charles Coolidge

1917 年起，美国洛克菲勒基金会聘请曾设计过哈佛医学院和洛克菲勒大学的著名建筑师之一查尔斯·柯立芝，设计建造北京协和医学院。四年时间内，共投入 750 万美元，55 幢中西合璧的建筑拔地而起。独特的设计、清一色的进口设备、严格的卫生标准、独立的动力系统、享有盛名的病案室……这一刻起，协和医学王国耸立在世界东方的中国。

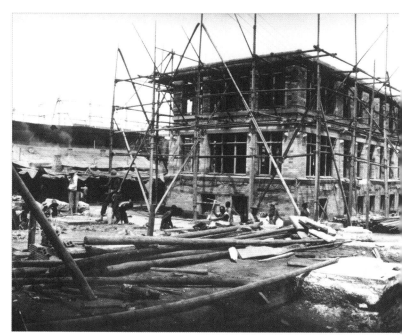

建设中的北京协和医学院群楼及长廊

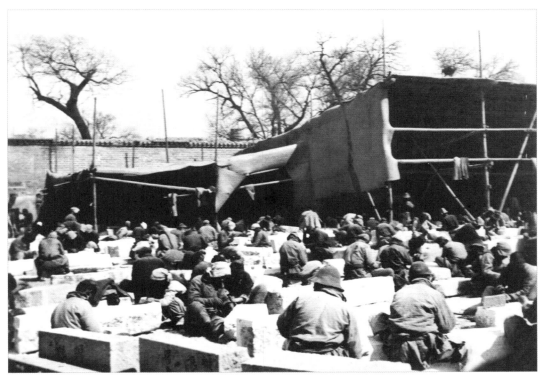

北京协和医学院全部建筑均采用高级建筑材料，大楼的楼面青砖水磨对缝，每一块砖都经过精心打磨，一廊一厦，一砖一瓦都以极美、极精、极致为标准，历经百年，风采依旧。

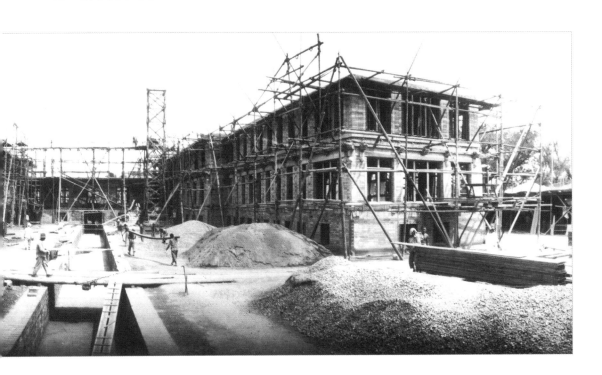

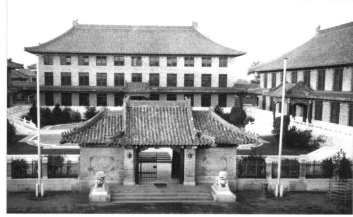

北京协和医学院正门

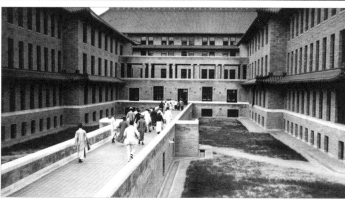

徜徉于绿瓦灰墙，长廊甬道，仿佛先贤们就在你的身旁，伴你同行。

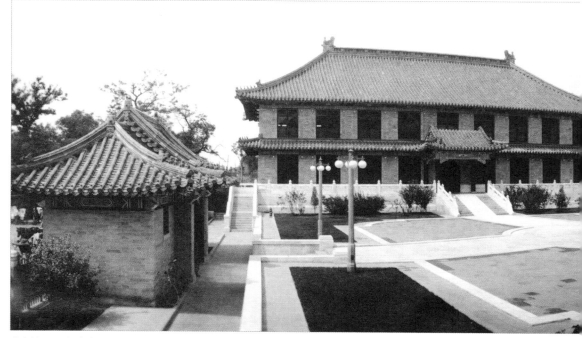

北京协和医学院院景

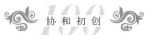

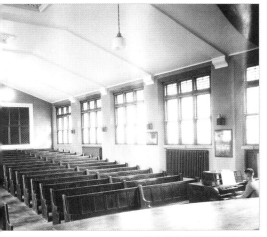

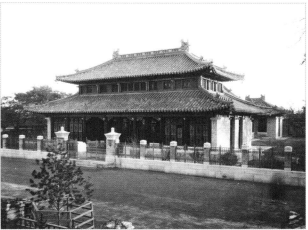

北京协和医学院礼堂内部

位于东单三条的北京协和医学院礼堂

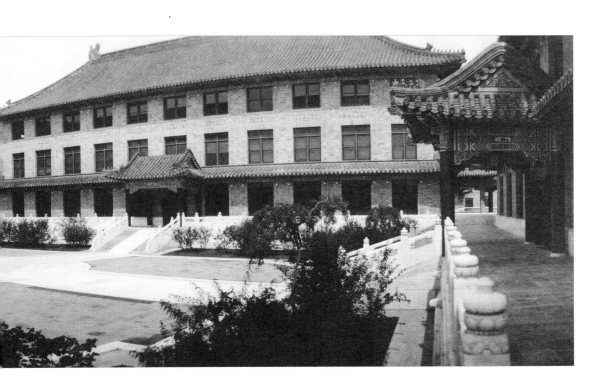

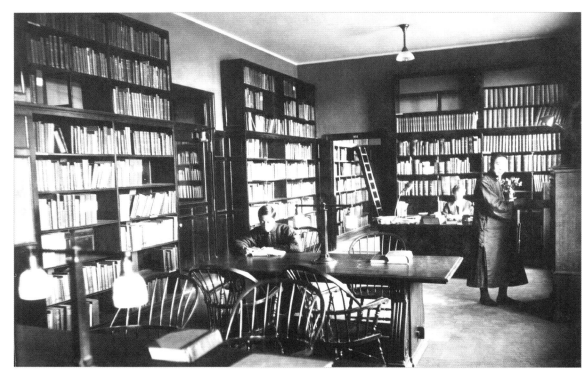

北京协和医学院图书馆是我国藏书丰富、历史悠久的著名医学图书馆之一。北京协和医学院整体建筑 1921 年正式起用，图书馆则在 1920 年即已成立。当时建校工程尚未完全竣工，只有 B、C、D 楼（即后来的 2、3、4 号楼）交付使用，图书馆占用 3 号楼一层三间房屋作为图书阅览室、现刊阅览室及期刊阅览室。1930 年图书馆迁出 3 号楼，搬至原来的护士楼，时名北京协和医学院图书馆。

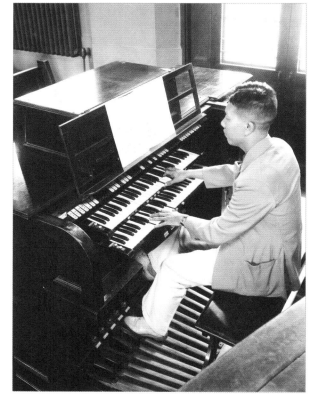

在北京最早拥有的 7 台管风琴中，6 台散布在市内教堂里，还有 1 台就安装在北京协和医学院礼堂。北京协和医学院礼堂的管风琴为美国造，有鼓击伴奏，属当时较新式的，但不幸毁于日伪时期。早在日本发动太平洋战争之前，由中外人士组成的"北平艺术家协会"合唱团，曾在北京协和医学院礼堂进行排练，担任管风琴伴奏的是协和医院的张光璧大夫。1924 年 5 月 8 日，新月社为祝贺印度诗人泰戈尔访华和他的 64 岁生日，在北京协和医学院礼堂演出英语剧《齐德拉》。林徽因饰公主齐德拉，徐志摩饰爱神玛达那，梁思成绘制布景，胡适主持庆典，鲁迅、梅兰芳等亲临观赏。

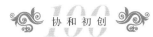

1921 年，新建的协和医院开始收治病人，北京协和医学院从此开启了医疗、教育、科研齐头并进的发展模式。

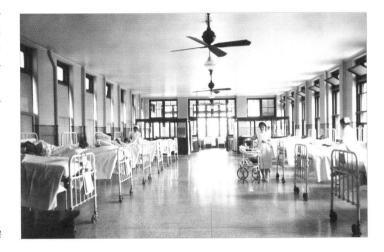

宽敞明亮的协和医院病房

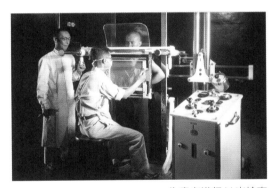

为患者进行 X 光检查

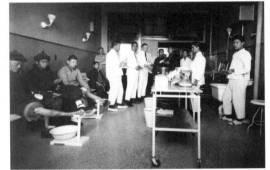

皮肤病患者在皮科门诊接受治疗

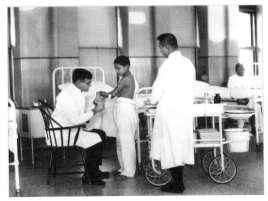

外科医生为烧伤患者治疗

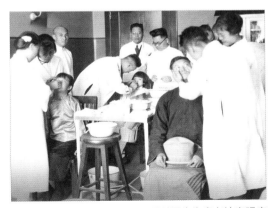

眼科医生为患者检查眼疾

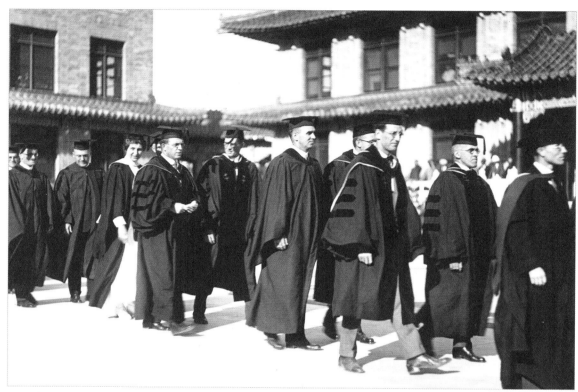

1921年9月15日至22日这一周值得铭记。在中国历史上，从未有第二个医学院的开幕仪式能与北京协和医学院相比，如此众多的学术权威、各界名流、外交高官以及来自世界各地的嘉宾汇聚一堂，应洛克菲勒基金会的邀请参加北京协和医学院盛大的开幕典礼。

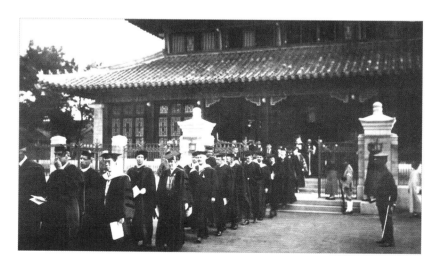

1921年9月19日，刚刚参加完当日开幕典礼的国内外嘉宾，依次走出新建成的北京协和医学院礼堂。

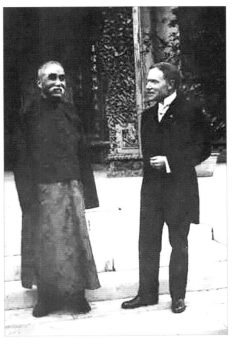

1921 年 9 月 17 日下午，中华民国总统徐世昌在总统府举行盛大宴会，招待参加北京协和医学院开幕典礼的全体代表，晚宴上徐世昌与小洛克菲勒亲切交谈。

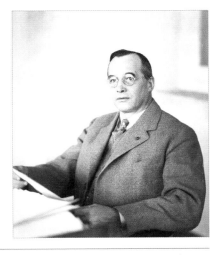

　　胡恒德（H. Houghton），毕业于约翰·霍普金斯医学院，1911 年至 1917 年间曾任上海哈佛医学院校长，在麦克林离职期间代理北京协和医学院校长职务，1921 年 9 月 19 日北京协和医学院开幕典礼上被正式聘任为校长。1920 年至 1928 年、1938 年至 1942 年间，胡恒德两度成为北京协和医学院校长。

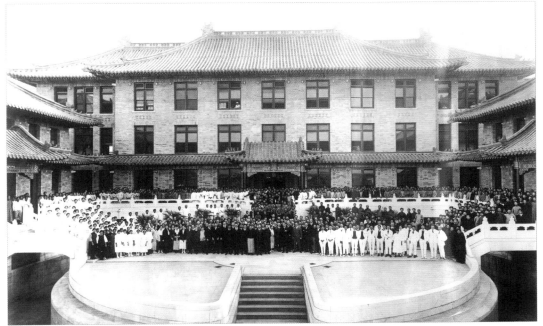

1921 年 9 月 19 日开幕典礼结束后，中外嘉宾以及北京协和医学院的学生、教师、行政人员、实习生、护士、实验室助理、住院医、管理员、清洁工、厨师、洗衣工及门卫等全体工作人员 600 余人，在协和医院西门广场上合影。

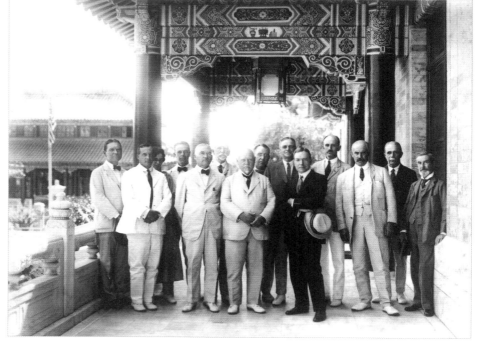

参加开幕典礼的嘉宾与董事会成员合影。（左起）皮博迪、胡恒德、艾格莱斯顿、恩卜瑞、孟农、巴顿、韦尔奇、皮尔斯、文森特、小洛克菲勒、顾临、郝金斯、瑞尔森、瑞德。

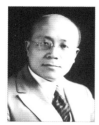
伍朝枢

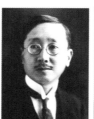
施肇基

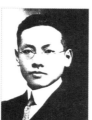
周诒春

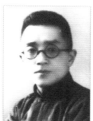
胡　适

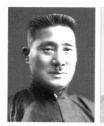
张伯苓

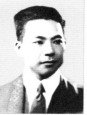
李廷安

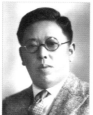
刘瑞恒

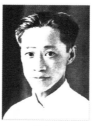
翁文灏

　　北京协和医学院第一任董事会成员大多为美国人，还有少数英国人。1926年，中国人施肇基首次参加董事会。1928年美英各基督教会不再有代表参加董事会。1929年国民政府教育部规定，中国人应占董事会的多数，并令将校名"北京协和医学院"改为"私立北平协和医学院"，简称仍为PUMC。从1929年起陆续参加各届董事会的中国人有：伍朝枢、施肇基、周贻春、胡适、张伯苓、李廷安、刘瑞恒、翁文灏等。

卓尔不群

（1921—1942）

北京协和医学院的精英教育

北京协和医学院的创建，深领北美医学教育改革之先机，在医疗、教育、科研各领域，向世界展露着超凡脱俗的风采。

1910 年，弗莱克斯纳发表的报告成为美国医学教育改革的催化剂。针对美国医学教育存在的学生水平低、多数学生缺乏自然科学基础知识、学校太多太滥且缺乏教学设备和师资、学制不统一等缺陷，弗莱克斯纳提出有针对性的改革建议：①医学院校要和综合大学结合，要求保证一定的大学教育水平；②要提供学习自然科学的环境，要有医学基础学科的教学和实验条件；③高薪选聘良好的专职教师，他们要结合临床认真教学，并有进行科学研究的能力；④学生入学前要至少两年的大学基础，学习过物理学、化学和生物学；⑤学校必须有附属的教学医院，学生要能在门诊部和病房参加照管病人的工作，强调临床医学实践的科学性。弗莱克斯纳的报告在北美掀起了医学教育改革的热潮。率先付诸行动并迅速脱胎换骨者，首推约翰·霍普金斯大学医学院。她成为北京协和医学院缔造者心中的蓝本，但在终极目标上洛克菲勒的期许更高，其办学宗旨可见一斑。

1920 年 4 月间，洛克菲勒基金会在纽约盖内农庄举行了一次重要的会议，确定北京协和医学院的办学宗旨应为：①可与欧美最优秀的医学校相媲美的高水平的医学教育，包括医本科教育，科学研究人员、教师和临床专家的毕业后教育，临床医师的短期进修教育；②提供科学研究机会，特别是有关远东特殊问题的研究；③现代医学和公共卫生知识的传播。1920 年 4 月 14 日，北京协和医学院董事会正式通过这项决议，确定要在中国办一所世界第一流的医学院，以培养第一流的医学人才——临床专家、教育家、医学科学家和卫生行政专家，为中国卫生事业和世界医学做出贡献，这一宗旨成为此后北京协和医学院办学的根本性方针。

北京协和医学院为实现成为"世界一流"的雄心，不仅在建校之初即拥有了"世界一流"的设备，更重要的是选聘了一批优秀的创业人才，包括管理者以及由各国优秀人才、国际知名学者担任客座教授而组成的教师队伍。如首创协和解剖课并在协和第一个开展尸体解剖的解剖学系教授考德里（Edmund Cowdry），他收集的胚胎标本奠定了中国胚胎学的基础；解剖学系主任步达生（Davidson Black），根据在周口店发掘的一块牙齿化石，确定出一个独特的人种。随后，由于在同一地点发现了第一块中国猿人头盖骨而得以证实，由此"北京人"与协和医学院解剖系受到世界的关注；药理学家陈克恢教授 1922—1923 年在协和医学院工作期间，从中药麻黄中提取出化学单体麻黄素，开创了真正的中草药现代化的先河；1920 年来到协和的生物化学家吴宪教授，他的血液分析体系、血糖测定方法、蛋白质变性学说引领当代并影响至今；生理学家林可胜教授发起并创建了中国生理学会，创办了《中国生理学杂志》（英文），以非凡的魄力，促进了中国生理学的发展；生理学家张锡钧教授关于乙酸胆碱的研究，热带病学家李宗恩教授关于黑热病的研究，还有斯狄弗勒、谢元甫、刘瑞恒教授等一系列的发明和研究均彪炳史册，与协和同辉。据统计，协和建立之初，共招聘了 151 名教职员，多数是美国、英国、加拿大等国的知名专家，其中 28 位中国人中也有 25 人在国外受过高等教育，当年协和的师资阵容，可谓名师云集、群星璀璨。

按照弗莱克斯纳报告对医学院与综合大学结合的建议，北京协和医学院在自办医预科的同时，亦注重同其他综合大学合作。自 1917 年起，中华医学基金会每年拨款资助燕京大学、清华大学、南开大学、圣约翰大学等 13 所综合大学，以改善和加强各校的教学条件。至 1925 年，鉴于这些大学已能培养符合要求的医学预科学生，北京协和医学院即终止自办医学预科，并与燕京大学建立起特殊的关系，北京协和医学院医预科的未毕业学生和大部分医预科教师转入燕园。此后，北京协和医学院每年的医本科学生大约有三分之二来自燕京大学。医预科学生在燕京大学亦以人数少、质量高，被称作燕京大学"精华"。燕京大学医预科不是一个独立的学系，而是设在生物系的医预科课程。学制三年，主修课程按照北京协和医学院要求设置，主要有中文、英文、生物、数学、化学、物理等。同时重视实验，但又具有燕京大学的特色，尤其是燕京大学要求所有医预科学生，至少要修读人文学科的入门课程，后期甚至还要求医预科学生在选修课中必须有一门是社会科学。这对医学生来说极为重要，在正式接触医学之前，为他们准备了一副"科学脑"和一颗"人文心"。文理俱佳的生源，成为北京协和医学院腾飞的源动力。

1919 年 10 月 1 日，北京协和医学院医本科正式开学，预科学生考入北京协和医学院医本部后，便开始了医学生长达五年的艰苦征程。北京协和医学院的一学年分为三个学期，临床前期各课程主要集中于第一二学年讲授，一般没有统一教材，但有比较详细的授课提纲，图书馆内备有相关的参考书。教学方法灵活，多用启发式，尽量发挥学生的主观能动性。各科的教学强调实验室的严格训练，一些和形态关系比较密切的基础学科，也非常重视教学标本的制备；第三学年开始，学生进入临床学习，首先学习内科诊断学（包括物理诊断的全部内容和症状学）、实验诊断学和放射诊断学；第四学年开始做见习生，分三组分别到内科、外科、妇产科轮流见习；最后一年则为临床实习阶段，临床采用导师制，因学生人数少，通常由一个教授或讲师负责带一个学生，因材施教。而且，临床各科的教学主要结合病例进行床边示教、巡诊讨论和"临床病理讨论会"等，对各种疾病诊断治疗的种种问题进行分析讨论。注重医疗中的整体观念，强调从实践中学习，使学生学习并掌握辩证的临床思维方法，培养其对待病人的正确态度和处理问题的能力。

为了实现洛克菲勒基金会培养精英的设想，学校的建筑和设备是按每班学生不超过 30 人而设计的。实际上历年招收的学生多不满 30 人，中途因为成绩或健康等原因被淘汰者超过四分之一。从 1921 年至 1942 年，因太平洋战争爆发学校第一次停办，北京协和医学院 20 届毕业生共计只有 318 人，平均每年 15.9 人。

北京协和医学院的高等护理教育于 1919 年筹建，1920 年 9 月正式招生。其校训是：勤、慎、警、护。当时的校名为协和护士培训学校，并同时在中华护理学会及美国纽约州立大学注册，1923年更名为协和护士学校。建校初期，设有一年的预科，1925年协和不再自办预科后，护校开始招收高中毕业生，学制有四年及五年两种。四年制的只读一年预科，五年制的要读两年半至三年的预科。修业期满时，五年制的学生除毕业文凭外，还可获得就读预科大学的学士学位。护校除招收本科学生外，还设有进修班，为全国各地培养公共卫生护理、医院护理管理、护理教育、临床各专科护理及营养等方面的护理骨干。协和护校的前三任校长沃安娜（Anna D.Wolf）、盈路德（Ying Luther）和胡智敏（Gertrude E. Hodgman）均为美国人。1940年，协和护校1927年毕业生聂毓禅任中国籍第一任护校校长。协和护校早期师资力量不足，每班毕业的学生也少，经过胡智敏及聂毓禅和全体教师的共同努力，教学条件日臻完善，教学质量大大提高，吸引了大批学生前来报考学习。截止到1952年护校停办，共毕业28个班，毕业生262人，她们当中绝大多数成为中国护理学界的先驱。

协和临床教学的优异成就，还与率先在国内建立住院医师和住院总医师制度密不可分，这一制度借鉴了约翰·霍普金斯大学医学院的成功经验。住院医师在上级医师指导下对病人实行"全面全程负责"，坚持规定的查房制度，积极参加各种临床讨论会，学习病室中的管理工作。住院总医师则是整个住院医师阶段的最高层次，是全科事务总管，直接向科主任负责，协助主任处理科内一切医疗和事务工作。协和的住院医师还不局限在同一专业范围之内，可以根据工作需要跨学科担任住院医师。这种不拘一格、创造性地根据实际需要的做法，培养出了一批又一批优秀的医教研骨干师资。

此外，学校还有一项进修生制度。各基础科室每年招收进修生1到2人，筛选严格，进修时间1至2年不等。进修结束后，小部分留在科室任助教或住院医师，一部分回原单位，还有一小部分出国深造。这一制度，既有利于协和的梯队建设，也有助于协和精神在其他医学院校的传播。协和自创办至被日军占领，各类进修人员（不包括实习及住院医师）总数为2288人，远远超过毕业生人数。20世纪30年代，国民政府亦注意到协和在这方面所起的作用，1937年6月，教育部指示协和建立"医学进修学院"，学校亦着手准备，但因卢沟桥事变而未能正式实施。

青年医生在协和工作三至五年后，常可获得留学国外深造的机会。由学校有计划地预先安排，每年选派的人选和名额由教授会议讨论决定。被选人员可得到中华医学基金会的奖学金，到美国及欧洲进修一年或二年，在名师指导下学习和工作，目的是在其已有的专业基础上，进一步掌握新的知识和技术。这些青年医生返校后均成为各自专业的医疗、教学和科研骨干，并可根据各自的条件被提升为讲师或副教授。北京协和医学院不仅有出国留学的"派出去"制度，同时也有客座教授的"请进来"制度。从开办之初，直至太平洋战争爆发，学校每年从国外聘请世界闻名的权威学者来校，担任临床前期及临床各科的客座教授，一般为期一年。他们一方面可以开设讲座，把自己的专长和当代世界最新成就介绍给学生和教职员，同时又可利用北京协和医学院的各项资源开展科学研究。该项制度是北京协和医学院教学、医疗和科学研究水平不断得到新的提高的重要因素。

北京协和医学院创造性的公共卫生教育，可谓是中国公共卫生史上浓墨重彩的一笔。第一次世界大战后，全球的公共卫生事业刚刚起步。1923 年，北京协和医学院的第一任公共卫生学教授兰安生（John B. Grant）就主张在中国要特别重视公共卫生教育，并认为在全社会发展公共卫生事业，才是解决中国人民医疗卫生问题的最有效办法。怀抱"一盎司的预防，胜过一磅的治疗"的理念，兰安生不仅在北京协和医学院开设公共卫生课程，并且在城市社区开辟了公共卫生实习基地。1925 年，在北京东城建立了"第一卫生事务所"，为当地数万居民提供基本医疗卫生服务，由此形成的城市三级保健网被称作"兰安生模式"。1926 年，他正式创建北京协和医学院公共卫生系，从此医学和护理的各班学生都有一段时间在那里实习。

1929 年，兰安生又与平民教育家晏阳初等人在河北省定县创办"平民教育促进会"，合作建立了农村卫生实验示范区。协和1925 年毕业生姚寻源应邀主持这项工作，建立了县卫生院，开展疾病调查和门诊医疗工作。1931 年，北京协和医学院1929 年毕业生陈志潜继任，进一步建立和健全了全县（约 40 万人）医疗卫生体系，为农民提供相当于现在的全科医疗服务，形成了区、乡、村三级医疗卫生保健网，实现了预防医学从城市向农村的扩展。1932 年起，北京协和医学院的每班学生（第四学年）也都分批到定县实习一个月时间。北京第一卫生事务所和定县农村卫生实验区的成功，在当时产生了巨大的示范作用，不仅我国多地迅速响应，而且影响遍及欧美发

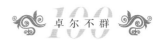

达国家。1962年兰安生去世时，被授予美国公卫界的最高奖章，并被誉为"伟大的有科学预见性和政治家风度的人物"。此外，协和医院自1921年建立的社会服务部，亦密切联系着医院和社会，培训了中国第一批社会服务工作人员，开辟了中国医学社会服务的新天地。

1928年国民政府收回外国教会学校管理权，提出"私立"、"中国人控制"、"教育与宗教分离"三大原则，颁布《私立学校条例》和《私立学校校董会条例》，北京协和医学院按照要求更名为"私立北平协和医学院"（以下通用现名"北京协和医学院"），校长由外科教授刘瑞恒担任。

总体而言，在1942年学校第一次停办之前，北京协和医学院不仅是亚洲最先进的医学中心，同时也是国际上出类拔萃的医学院之一，在人才培养、科学研究、临床医学诸领域，均有享誉世界之贡献。当时我国主要的医学杂志，如《中华医学杂志》（中、英文版）、《中华生理学杂志》等重要学术论著多来自北京协和医学院，国外（主要是美国）著名的医学杂志上也经常见到北京协和医学院科学家的学术论文报告。

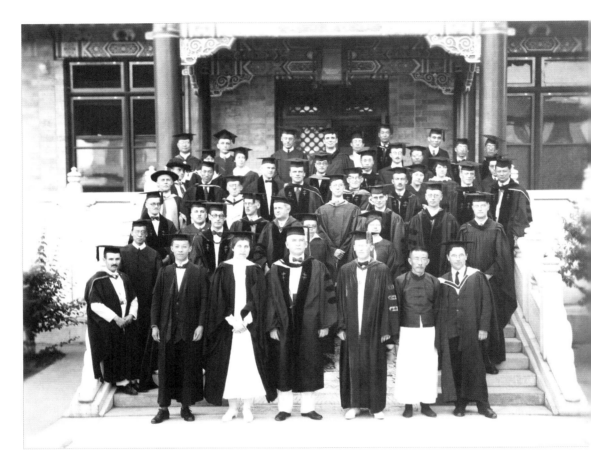

建校之初，由来自美国、英国、加拿大、中国等各国的著名学者、学术权威组成的强大师资阵容堪称一支"多国部队"。

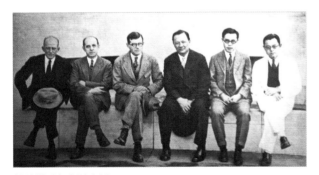

外科学系各专科主任

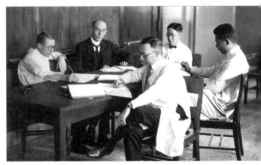

解剖学系的著名教授，左起：步达生，福泰恩，史蒂文森，潘铭紫，马文昭。

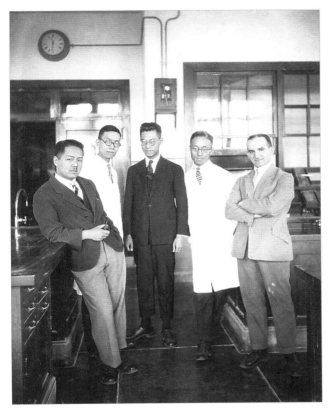

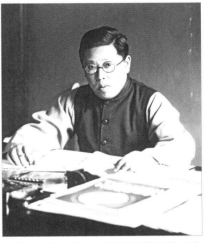

刘瑞恒，外科学家，我国近代公共卫生事业创建者。1903 年考入北洋大学堂，1915 年获哈佛大学医学博士，随后回国在上海哈佛医学院任教，1918 年被北京协和医学院聘为外科教授。1929 年任南京国民政府卫生署署长兼任北平协和医学院校长。

1934 年，林可胜教授与侯祥川、侯宗濂、沈隽淇、Necheles H 等（从左到右）在生理实验室。

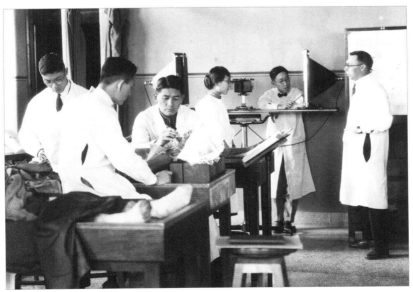

协和解剖学系著名教授史蒂文森（Paul H. Stevenson）（右一）指导医学生进行解剖实验

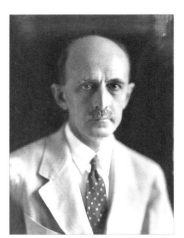

顾临（Roger S. Greene），美国外交官、社会活动家。1928 年～ 1935 年，任北京协和医学院代理校长。1907 年顾临先后在中国大连、哈尔滨、汉口等地任领事、总领事。1914 年～ 1921 年顾临以驻华外交官的身份加入洛克菲勒基金会中国医学考察团，筹备与创建北京协和医学院。

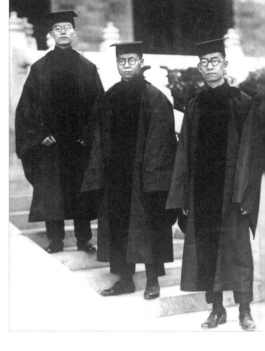

1919 年北京协和医学院第一班医本科招收学生 9 人，其中 5 人从本校医预科升入。至 1924 年，第一届毕业生仅有 3 人，左起：梁宝平、刘绍光、侯祥川。

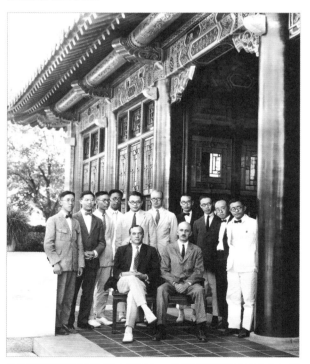

协和医学院校长胡恒德（前左）、代理校长顾临（前右）与师生合影。

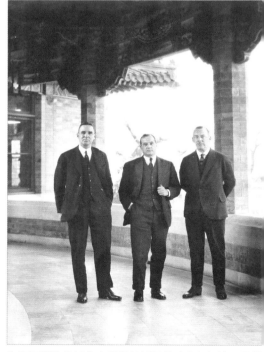

协和医学院校长兼本科学长胡恒德（中）与协和医学院两位主要的管理者医院总理（T.Dwight Sloan，左）、会计总理（James S.Hogg，右）在一起。

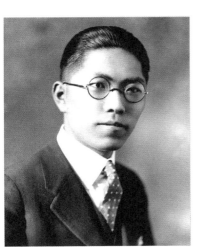

陈克恢，中国药理学家。中药药理研究的创始人。1923年－1925年在北京协和医学院药理系工作，1924年首先发现麻黄素的药理作用，为推动交感胺类化合物的化学合成奠定了基础，并为从天然产物中寻找开发新药起了典范作用。该药用于治疗支气管哮喘、干草热和其他过敏性疾患。这是以天然产物为先导化合物，开发新药的范例。1948年被选为中央研究院第一届院士，国际药理联合会名誉主席。

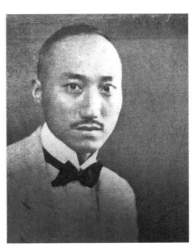

吴宪，生物化学家、营养学家、医学教育家。1920年任北京协和医学院生物化学系教授、主任。1948年被选为中央研究院第一届院士。吴宪提出的血液分析系统方法是当时临床生物化学方面最重要的贡献，他最先提出了蛋白质变性理论，以及符合中国实际情况的改变国民营养的膳食方案，并使用标记的抗原研究免疫化学。

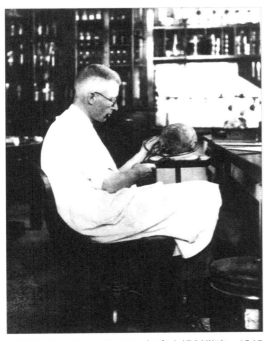

步达生（Davidson Black），加拿大解剖学家。1919年任北京协和医学院神经学和胚胎学教授、解剖系主任。1929年任中国地质调查所新生代研究室名誉主任。1927年根据北京人遗址中发现的一枚下臼齿，给北京人定名为中国猿人北京种（Sinanthropus pekinensis），证明了北京人是远古人类的祖先。

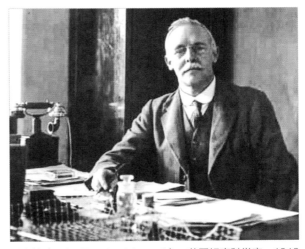

马士敦（John Preston Maxwell），英国妇产科学家，1919年受聘为北京协和医学院妇产科学教授，创办协和医院妇产科，并任科主任。1932年任中华医学杂志英文部编辑。1936年退休，退休后任名誉教授，代行院长职务；并任中华医学会理事。1937年发起创建中华医学会妇产科学会，任首任会长。

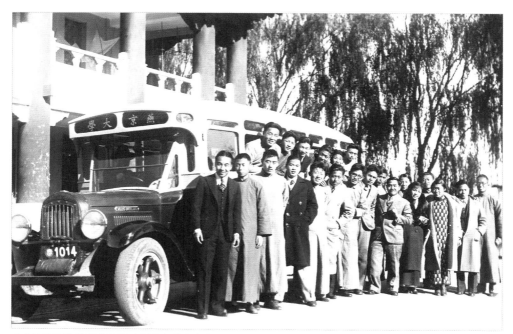

北京协和医学院部分医预科学生在燕京大学

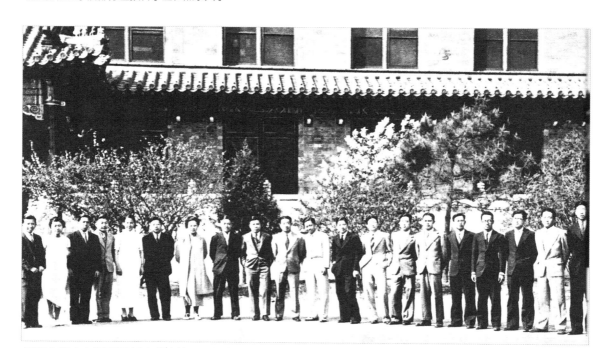

1935 年燕京大学医预科考入北京协和医学院的 20 位学生合影

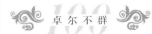
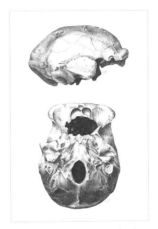

蒋汉澄先生绘制的北京猿人头颅骨

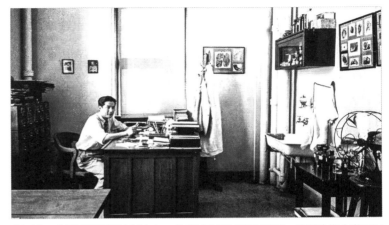

蒋汉澄，我国医学摄影的创始人。1935年被派往美国约翰·霍普金斯大学医用美术系学习医学绘图及摄影。1936年回国后首创北京协和医学院照像室并任主任。他的绘图及摄影作品立体呈现病案，为临床科研提供了全方位的解读，同时很多作品发表在北京的《世界日报》、《晨报》，上海的《良友画报》和《时代周刊》等报刊杂志上。

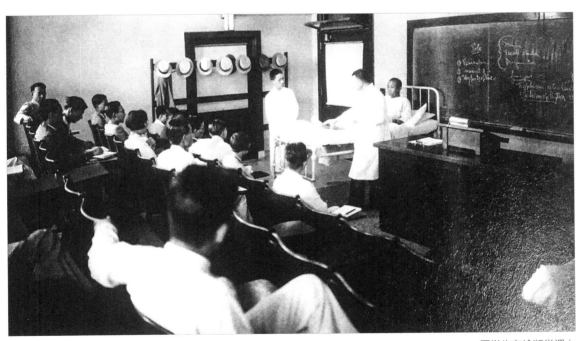

医学生在诊断学课上

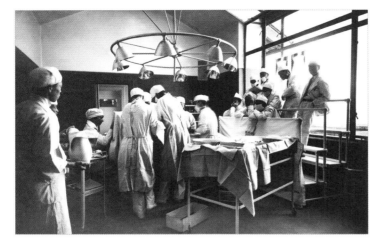

医学生观摩外科手术

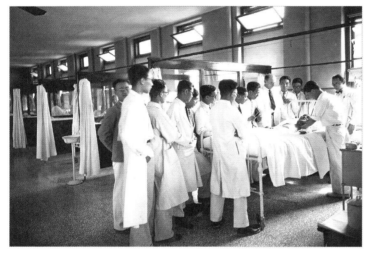

内科学教授带领医学生进行
床边示教

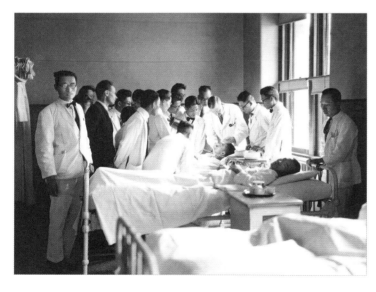

眼科学教授带领医师和医学
生进行病房大巡诊

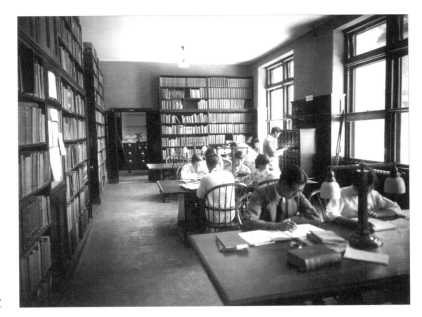

医学生在图书室

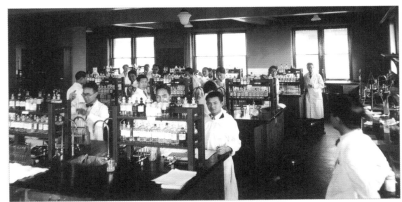

医学生在生物化学实验课上

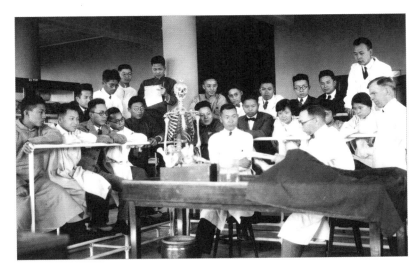

医学生在解剖学课上

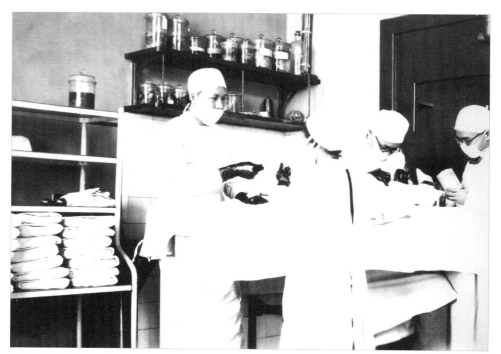

1929 届学生林巧稚（左二）和同学一起在解剖学实验课上

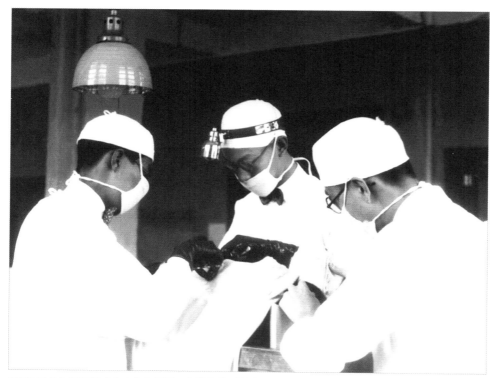

1933 届学生黄家驷（左二）和同学一起进行外科基本功训练

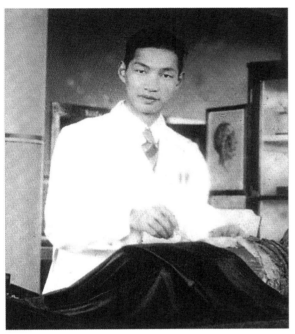

1933 届学生李洪迥在解剖学实验课上

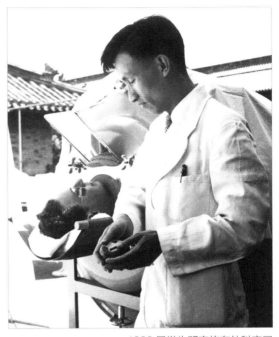

1933 届学生邓家栋在外科实习

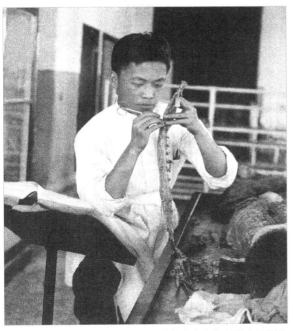

1940 届学生曾宪九在解剖学实验课上

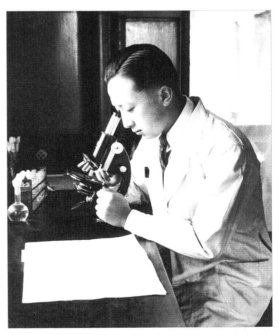

1942 届学生吴阶平在细菌学实验课上

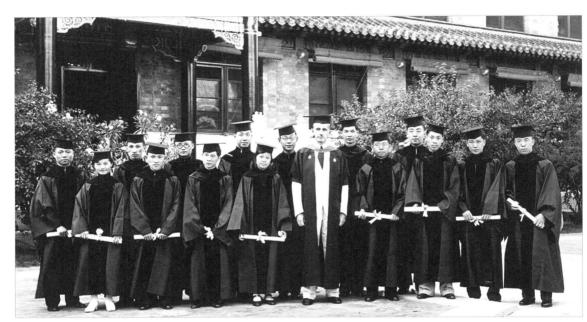

1933 年 6 月，北京协和医学院代理校长顾临与毕业生合影。

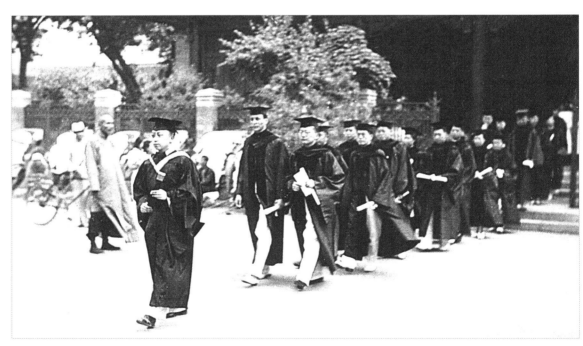

1941 年的毕业典礼。走在最前面手持金箍环绕纪念牌的是从下一年级中选拔出的最优秀学生司仪吴阶平，手握信封的是当年"文海"奖学金的获得者张学德。

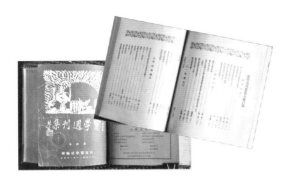

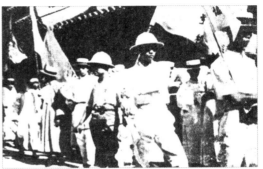

1925 年，"五卅"惨案发生后，北京协和医学院全体同学走上街头，参加抗议英帝国主义暴行的示威游行。

1925 年，"五卅运动"爆发，北京协和医学院以杨济时、贾魁、诸福棠、朱章赓、李瑞麟、陈志潜为代表的一批进步学生，积极参加北京市学联组织的爱国运动，身体力行地以自己的学识去重新理解中国的现状，并力图为改革中国社会出力。1926 年，北京协和医学院学生和青年医生发起组织了"丙寅医学社"（因 1926 年是丙寅年，故称"丙寅医学社"）。成立之后，医学社发行了《医学周刊》，又名《丙寅周刊》。从 1926 年到 1949 年，这份刊物被称为是医学革命的宣传阵地，并受到社会的广泛关注。著名教育家熊希龄为刊物题名，著名画家林风眠为封面作画。

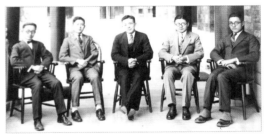

1927 年北京协和医学院校刊社庶务部成员：主任方颐积。成员：程玉麟、朱章赓、钟惠澜、胡传揆、黄克纲。

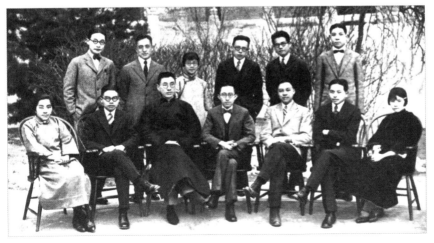

1927 年北京协和医学院校刊社编辑部成员：编辑部主任诸福棠，副主任陈志潜、陈元觉、陈宝书、施锡恩。编辑部成员：朱懋根、赵骐、晁海民、郑荣斌、范权、容启荣、李瑞麟、林巧稚、刘素君、王世伟、汪国铮、吴朝仁。

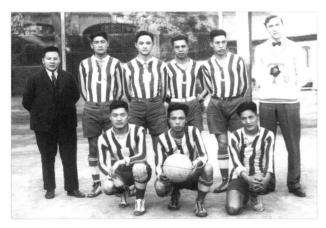

1927 年，北京协和医学院篮球队成员合影。
后排左起：荣独山（领队）、袁贻瑾、卞万
年、关键安、甘怀杰、C.F.Maguire（教练），
前排左起：金显宅、杨保安、吴烈忠。

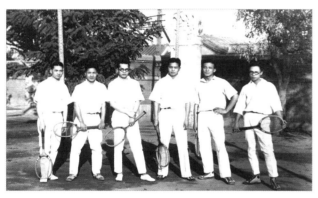

1926 年，北京协和医学院网球队成员合影。
卢致德、陈宝书、吴烈忠、方颐积、郑荣斌、
杨保安。

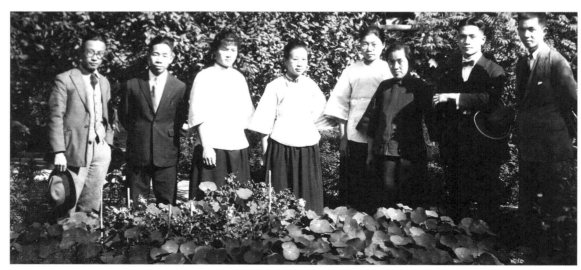

北京协和医学院学生音乐团成员

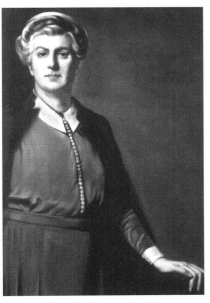

第一任护校校长：沃安娜
Anna D. Wolf

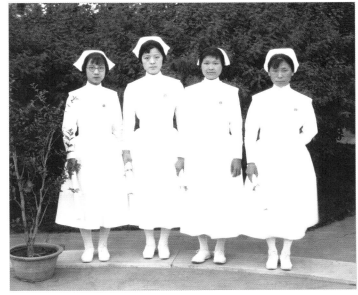

1927 届协和护校毕业生。左二为聂毓禅，后为护校第一任中国校长。

1919 年协和成立护士学校，1920 年 9 月正式开学，首开中国高级护理专业的先河。来自约翰斯·霍普金斯大学医学院的沃安娜担任第一任校长。1927 年协和护校毕业生聂毓禅成为协和护校第一任中国校长。1931 届协和护校毕业生王琇瑛于 1983 年荣获南丁格尔奖章，成为获得这一荣誉的第一位中国护士。

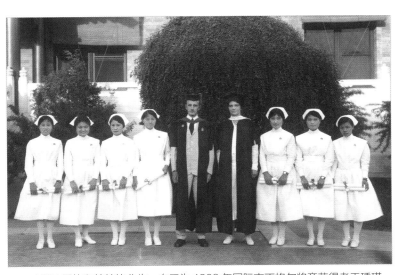

1931 届协和护校毕业生，右三为 1983 年国际南丁格尔奖章获得者王琇瑛。

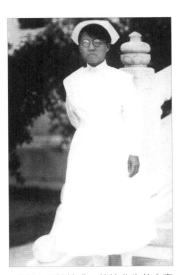

1924 届护校唯一的毕业生曾宪章

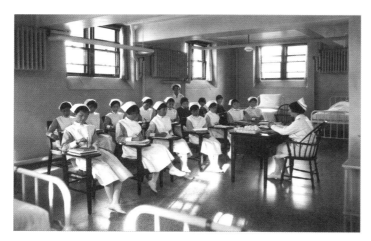

护校学生在课堂上

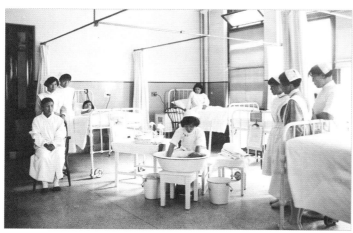

教师为护校学生做婴儿护理示范

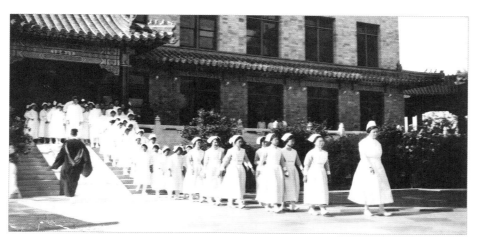

胡智敏校长带领护校学生列队参加毕业典礼

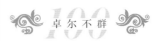

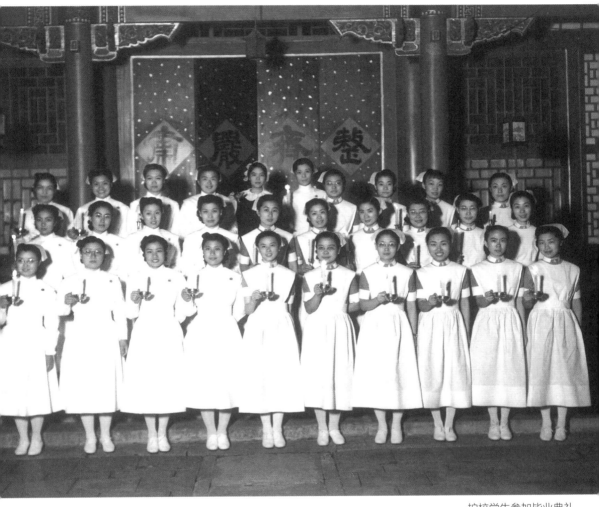

护校学生参加毕业典礼

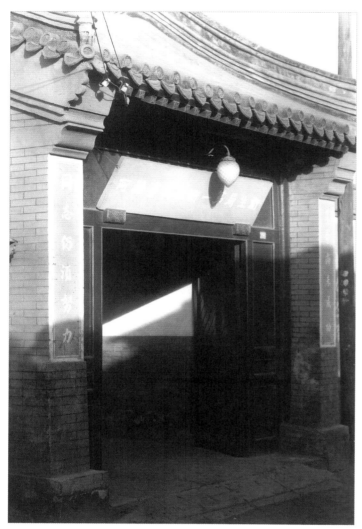

北京市卫生局第一卫生区事务所

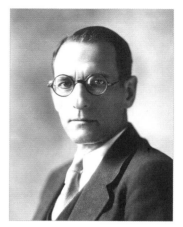

兰安生
John Black Grant
公共卫生学家

　　1923 年，致力于公共卫生教育的美国人兰安生来到北京协和医学院，他的"一盎司的预防，胜过一磅的治疗"理念，从此在协和扎根。

　　兰安生创立了北京协和医学院公共卫生学系，他主导建立的全球第一个社区卫生机构，成为中国公共卫生事业的起点。这种在城市中建立三级保健网的模式，被称为"兰安生模式"。

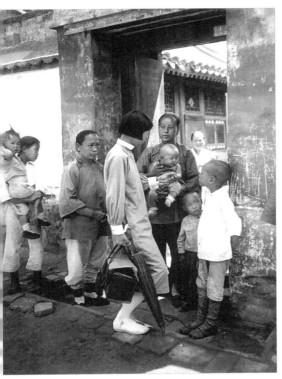

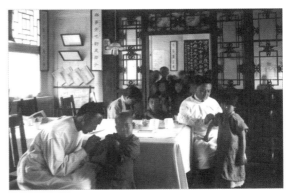

医护人员为儿童进行预防接种

公共卫生护士深入居民区做家庭访视

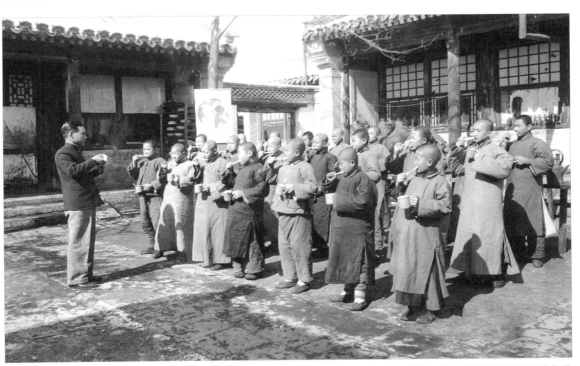

第一卫生事务所医生对社区居民进行口腔卫生指导

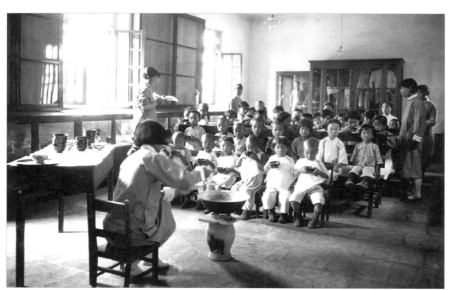

公共卫生护士指导孩子
们服药

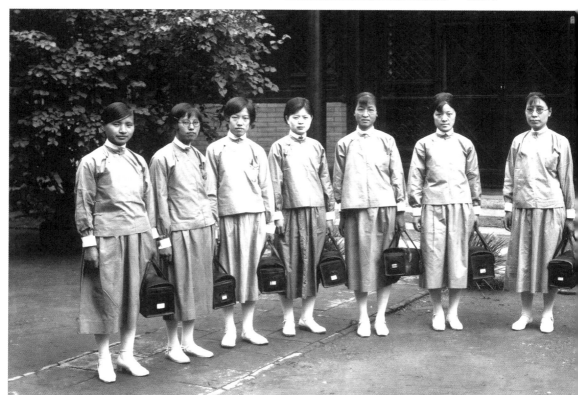

第一卫生事务所的公共卫生护士们整装待发

1932年，北京协和医学院毕业的医学博士陈志潜离开北平，带着医学救国的思想，先后参与陶行知和晏阳初分别在南京郊区和河北省定县平民教育促进会的农村卫生实验区建设。在定县创立了他构想多年的区、乡、村三级医疗卫生保健网，开展保健服务和健康教育。此后的五年多时间里，在晏阳初促进平民教育会的总目标下，陈志潜建立的"农村卫生试验区"影响深远，为中国的卫生事业，尤其是农村社区保健和公共卫生教育做出了卓越的贡献。

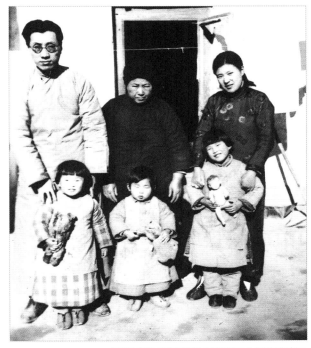

1932年陈志潜带领全家离开北平落户定县

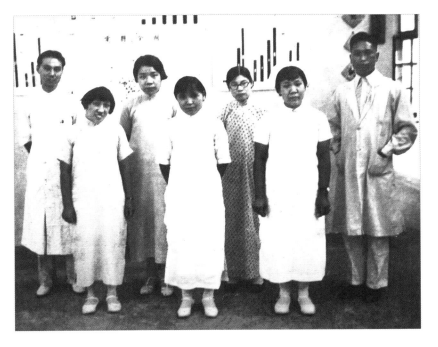

1935年，陈志潜在定县建成了全县最大、仪器设备最好、包括一个医院的卫生中心。医院内的医生和护士大都是来自北京协和医学院的毕业生或实习生。图为定县保健院的部分医生和护士。

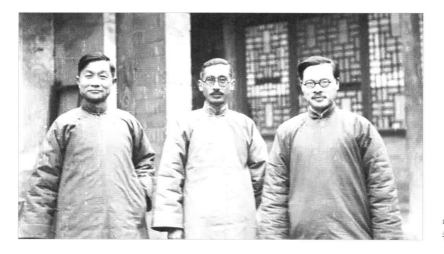

中国当时著名的乡村建设试验
者晏阳初（左一）与来访者

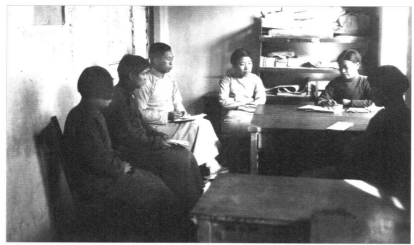

协和护校学生周美玉在定县主
持每周学校卫生工作讨论会

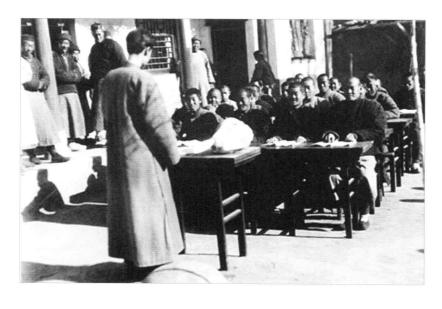

1931年定县露天课堂的平民
教育

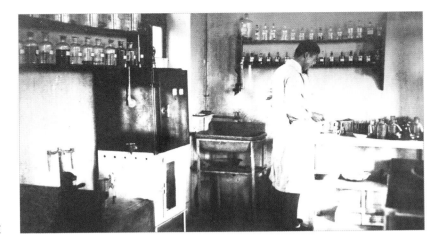

定县保健院检验室

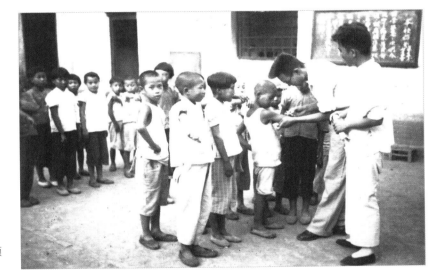

保健院医生为儿童进行伤寒预
防注射

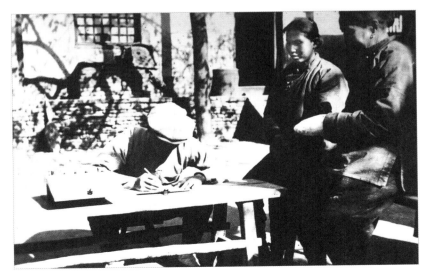

保健院医生正在记录患者治疗
情况

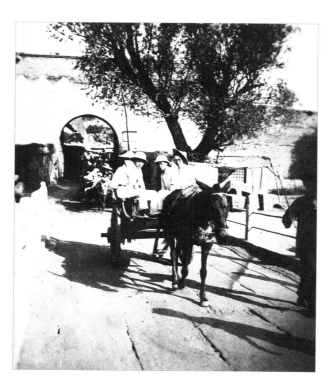

北京协和医学院的学生利用毛驴车和自行车到乡村僻野参加农村卫生实习基地的实习

从 1932 年起，北京协和医学院安排每班学生（第四学年）分批到定县进行一个月的实习，使他们关注民生、认识社会，对农村卫生问题有所了解。图为医学生在河北定县农村卫生实习基地参加实习时合影。

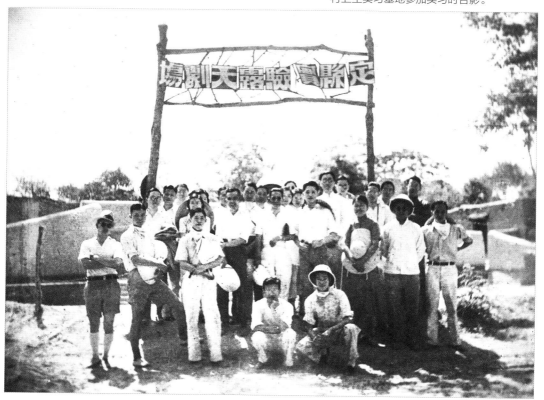

家国情怀

(1931—1949)

沦陷时期的北京协和医学院

    1931 年，武汉遭受了历史罕见的特大水灾，北京协和医学院应南京国民政府卫生署的要求，先后派遣两批医护人员前往武昌和汉口救治遭受洪灾的灾民。同年，日军发动"九·一八事变"，北京协和医学院学生又自发组织了医疗救护队。次年春，在协和林可胜教授的倡导下，北京协和医学院学生救护队正式成立。1933 年，日军进犯长城的喜峰口和古北口，救护队开赴前线。林可胜和他的助教卢致德身先士卒，在战地开设手术室救治伤员。不久，林可胜又在北京协和医学院组建了"军医官救护训练队"，在课余时间训练医学生战地急救和担架搬运。1937 年"七·七事变"爆发后，北京协和医学院校长刘瑞恒应国民政府征召，主持军民医务卫生工作。富有领导战地医疗救护经验的林可胜教授，以协和的"军医官救护训练队"为主力，于 1938 年春在武汉组建了"中国红十字会医疗救护总队"。1939 年 2 月，救护总队迁至贵阳图云关，开办战时卫生人员训练所和训练示范病房以培养战地医护人员，荣独山、容启荣、张先林、周寿恺、汪凯熙、周美玉等北京协和医学院毕业生分别担任系主任和教员。救护总队的工作伴随抗战的始终，在战场上救治伤员无数，训练医护人员近 2 万人，林可胜教授以及许多北京协和医学院学生在其中做出了巨大的贡献。

    除了参加抗日救护，还有一些协和人转移到了西部，继续从事教学科研工作，如李宗恩、张孝骞离开北京协和医学院，分别到国立贵阳医学院和湖南湘雅医学院担任抗战时期的医学院校长，两校的延续与发展同他们艰苦卓绝的工作密不可分。正在美国进修的吴英恺也在 1943 年毅然回国，冒着生命危险辗转两月到达重庆，在那里创建了中央医院的外科。

    1941 年 12 月 8 日太平洋战争爆发，日军突然进驻北京协和医学院和医院，全校职工出入均受监视，学校停课。虽然医院的医疗工作勉强维持，但门诊停业，病房也不再接收新病人住院。到 1942 年 1 月 31 日，学校、医院、宿舍完全被日寇侵占，北京协和医学院停办，所有学生被迫离校，全校医护员工也都各谋生计。有相当一部分医护员工在北平和天津自由结合，组建医院、诊所。如邓家栋、张安等到北京道济医院；诸福棠、吴瑞萍等创办儿童专科医院，发展为今天的北京儿童医院；谢元甫、钟惠澜、关颂韬、孟继懋、林巧稚等相继到北平中央医院行医。

协和护校则在校长聂毓禅的主持下，克服重重困难西迁。1943 年春，聂毓禅带领部分未回家的教师和学生从北平出发，历经两个月的艰难险阻，从沦陷区到达四川，在成都复校，借华西大学的校舍和医院继续招生。从 1943 年 9 月起，协和护校在成都共招收了三年学生，约 50 余名，同时还举办了一届两年制的进修班，为国家培养了一批急需的护理人才。

国家兴亡，匹夫有责。抗战期间，虽然许多协和人未能奔赴西南后方直接为抗战出力，但他们在民族危难、条件艰苦的年代里，始终保持民族气节，不顾个人安危，以另外一种形式支援抗战，为国家保存和培养了宝贵的医疗卫生人才，为争取抗战胜利做出了应有的贡献。

1945 年日本战败投降。9 月 15 日，学校董事会和中华医学基金会派出代表，从日军手中收回全部校产。1946 年 1 月，部分校舍被"军事调处执行部"借用，调停失败后，由学校收回。此前，为解决协和战后恢复问题，洛克菲勒基金会、中华医学基金会和北京协和医学院董事会组成考察团，于 1946 年 5 月 13 日至 7 月 22 日，访问了上海、南京、北平、张家口、成都和重庆等地，经过考察后，考察团建议仍以小规模、高质量为原则，继续实行原北京协和医学院的办学方针，重建北京协和医学院和医院。

1947 年，原北京协和医学院内科襄教授李宗恩，被任命为第一次北京协和医学院复校后的校长，他也是北京协和医学院自创建以来真正有实权的第一位中国人校长。开学前夕，21 名北京协和医学院前任教员重新回归，妇产科林巧稚、内科刘士豪、朱宪彝、儿科诸福棠、皮肤科李洪迥、放射科谢志光、病理科胡正详、外科吴英恺、细菌系谢少文等都陆续恢复原职。当年 9 月，在北平和上海录取医学新生 22 名。10 月 27 日，北京协和医学院正式开学。迁成都的护校也由聂毓禅校长率领，于1946 年 6 月回到北平，并于 10 月 1 日招收护士新生 16 名。1948 年 5 月 1 日，协和医院开始接收病人，同年秋天校园也基本恢复并投入使用，10 月 10 日，北京协和医学院举行了一次"校友返校日"。12 月 24 日，1943 届医学生在回校完成临床补课实习并通过考试后，补行了正式毕业典礼。

注：抗战时期在北京协和医学院的历史上是一个特殊的时期，为了能够完整地叙述这段历史，本编与上一编在时间上略有重叠，特此说明。

1931年武汉遭受百年不遇的洪涝灾害，北京协和医学院应南京国民政府卫生署之要求，先后派遣两批医护人员前往武昌和汉口，协同当地医疗预防单位进行疾病防治工作。第一批约10人，由关颂韬、董承琅两位教师率领，队员有张纪正、裘祖源、李洪迥、彭达谋等人。第二批医护人员由内科襄教授李宗恩率领，队员有张孝骞、陈国珍、周寿恺、瞿承方、方先之等人。他们在灾区传染病的预防、灾民的疾病救治等医疗工作中做出了贡献。

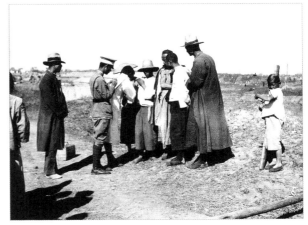

协和医疗队参加武汉水灾医疗救助工作

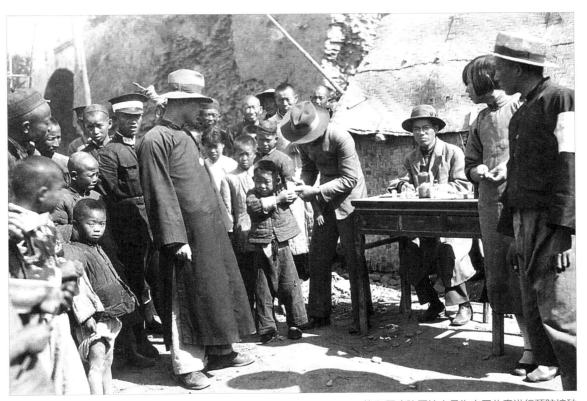

协和医疗队医护人员为灾区儿童进行预防接种

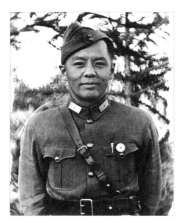

林可胜，生理学家。北京协和医学院生理学系主任。抗战时期任中国红十字会救护总队队长。

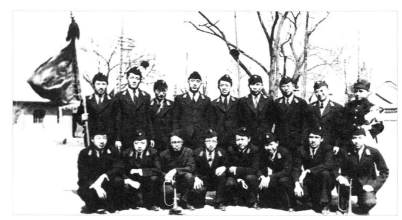

1932 年，由各年级医学生组成的抗战医疗救护队。

　　林可胜是中国近代杰出的生理学家，然而他对中国的贡献远远超出了科学范围。1931 年"九·一八事变"后，林可胜组织协和学生成立救护队，开赴古北口、喜峰口前线，对抗日官兵实施救护。1937 年"七·七事变"后，林可胜在汉口组织了 20 多个医疗队，成为中国红十字会的主力。在贵阳，林可胜主持建立了中国战时最大的医学中心，培训了 15000 多名医疗技术人员。他创建和领导了中国军队救护系统，为中华民族的解放事业做出了杰出贡献。

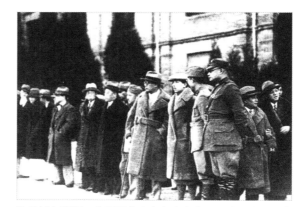

抗日战争期间，北平军分会主任张学良、平津卫戍总司令于学忠、行政院长宋子文等国民党高级官员，在国民政府卫生署长、北京协和医学院前校长刘瑞恒的陪同下检阅学生医疗救护队。

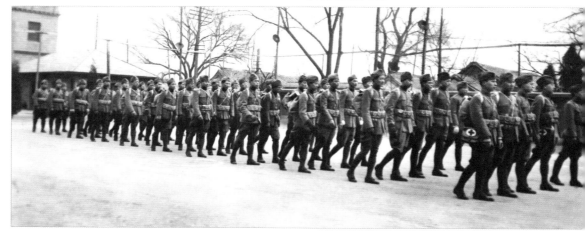

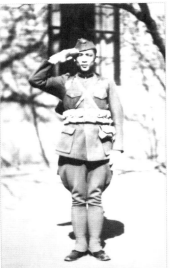

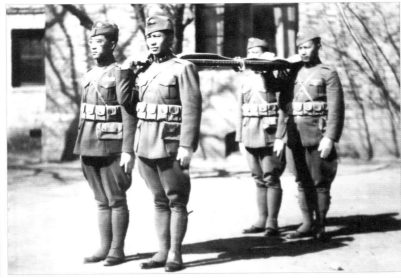

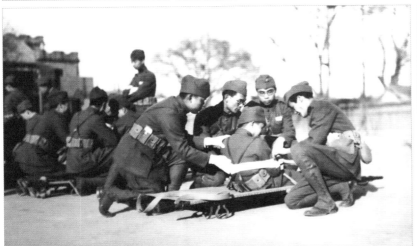

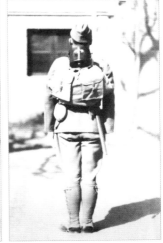

北京协和医学院医疗救护队队员进行战地救护训练

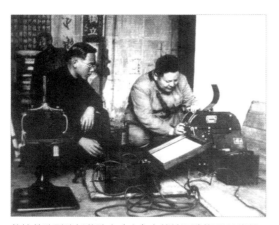

救护总队副队长荣独山（右）在战地医院修理 X 光机

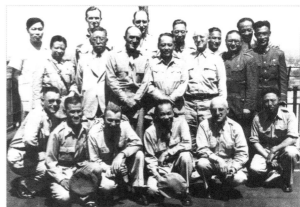

1942 年春，北京协和医学院师生在贵阳图云关参加抗战医疗工作。前排右一：周寿恺；右三：卢致德；中排左起：周美玉、刘瑞恒、Gen. George Armstrong、林可胜、Winston、容启荣。

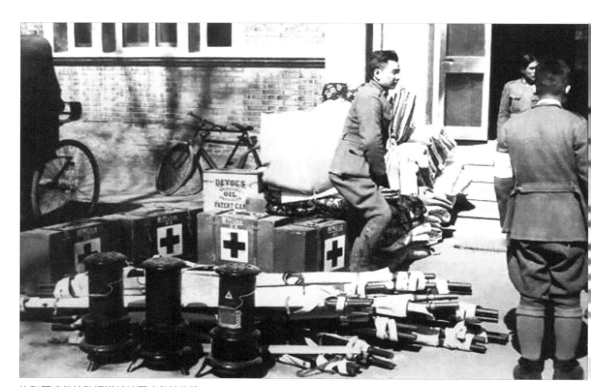

协和医疗救护队运送战地医疗救护物资

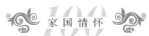

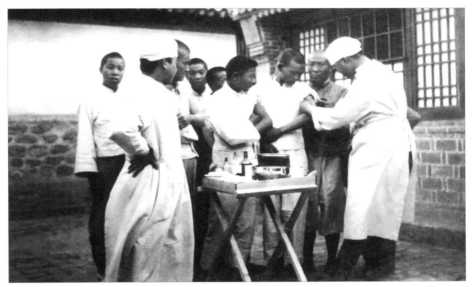

协和医疗救护队在战地医院

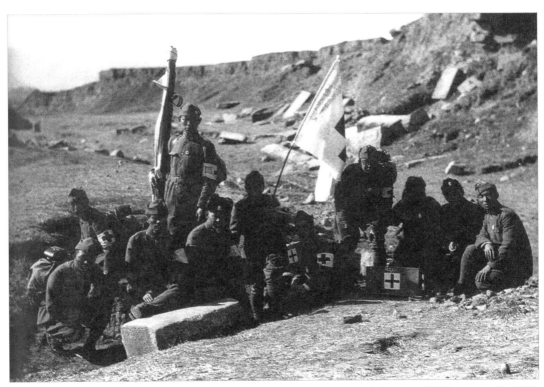

1933 年协和医疗救护队在古北口抗日前线

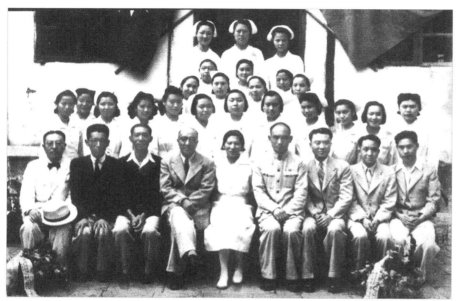

1937 年秋，协和医院内科襄教授李宗恩（前排左起四）离开北京南下，筹办国立贵阳医学院，并于 1938 年 3 月 1 日担任校长职务。该校作为当时全国仅有的九所国立医学院校之一，为国家在抗战期间培养和集聚大批人才做出了重要贡献。

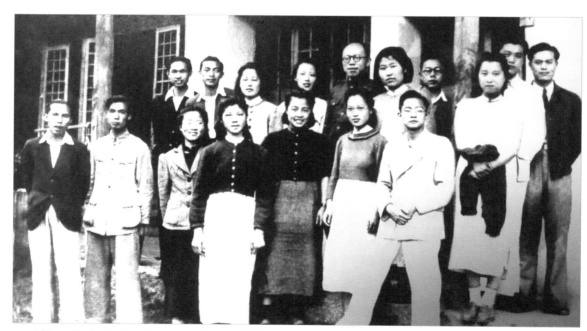

1938 年，张孝骞（后排左起五）率领湘雅师生，将湘雅医学院先由长沙迁往贵阳，又由贵阳迁往重庆，克服重重困难，终使这所名校在战火中保存下来，并为抗战期间培养国家急需的医务人才做出了重要贡献。

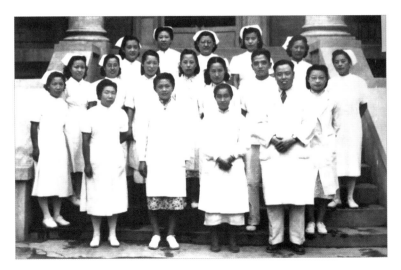

抗日战争后期，林巧稚关闭了她的私人诊所到北京中和医院组建了妇产科。

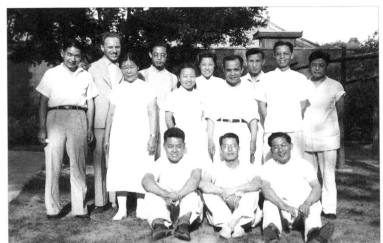

1942年1月，邓家栋、张安等北京协和医学院医护人员参加北京道济医院工作。

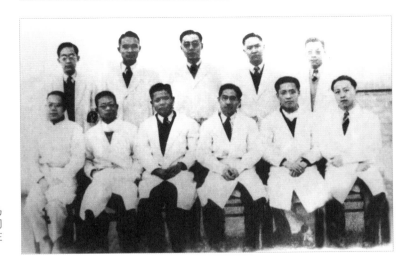

1942年，北京协和医学院马永江、冯传汉、林必锦、司徒展、曾宪九、吴阶平等在北京中和医院工作。

1942 年北京协和医学院被日军占领而停办，协和护校聂毓禅校长克服重重困难，将学校迁到四川成都，借华西联合大学的校舍和医院继续招生。在烽火连天的抗战时期，聂毓禅坚持抗战办学，保存了中国唯一的高等护理教育。1945 年 8 月抗日战争胜利，北京协和医学院决定护校迁回北平。1946 年聂毓禅带领师生 60 余人于 4 月 24 日离开成都，历时近两个月，于 6 月中旬返抵北平。当年护校又招收 10 余名新生，连同从成都带回的二三年级学生于 10 月 1 日正式开学。

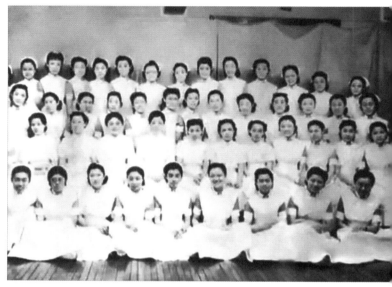

1942 年离校前夕，聂毓禅校长和协和护校学生避开日军的监视在地下室合影留念。

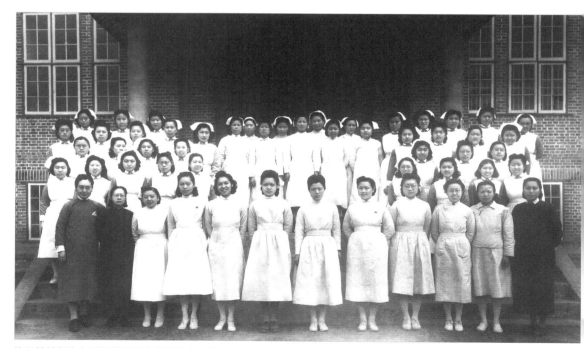

协和护校师生在四川华西联合大学校舍前合影，前排中立者为聂毓禅校长。

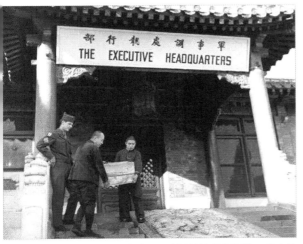

1947年春，调停失败，军事调处执行部解散，美方代表撤出协和医学院。

　　1945年，抗日战争胜利以后，中国内战即将全面爆发。美国应国民政府之邀，到中国参与国共双方的军事调停。美国总统杜鲁门特派遣美国前任陆军参谋长马歇尔作为总统特使，促成由国民党政府代表张群、共产党代表周恩来、美国政府代表马歇尔组成的"三人委员会"，会商解决军事冲突有关事项。1946年1月10日，国共代表签订停战协定，为监督执行停战协定，1945年12月在北平成立了由三方代表组成的"军事调处执行部"（简称"军调部"），办公地点借驻在北京协和医学院3号楼。军调部中共代表团首席代表叶剑英，国民党代表团首席代表郑介民，美国代表团首席代表罗伯逊。1946年7月，内战全面爆发，调停失败，"军调部"随之解散。协和医学院收回办公房舍，开始复校前的准备。

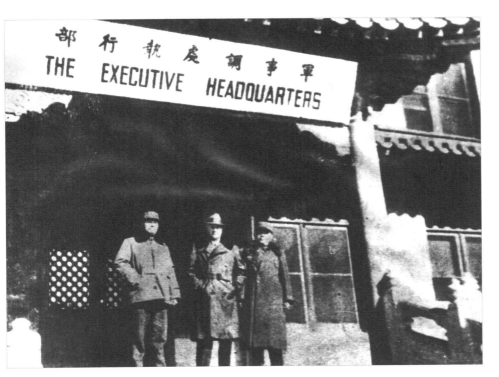

左起：叶剑英、马歇尔、郑介民在军事调处执行部门前（即北京协和医学院3号楼前）合影。

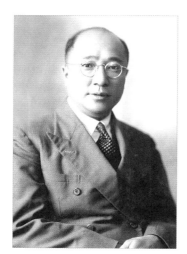

李宗恩，热带病学家及医学教育家。1920 年毕业于英国格拉斯哥大学医学院，1923 年至 1937 年任职于北京协和医学院，1947 年 5 月担任北京协和医学院校长。1948 年获选为第一届中央研究院院士。

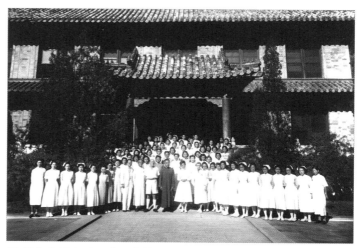

1946 年 9 月 15 日，协和护校迁回北平后全体师生在开学典礼上与北京协和医学院董事会主席胡适先生合影。

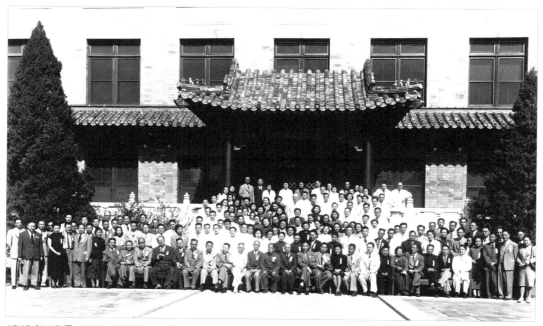

1948 年 10 月 10 日，北京协和医学院的医学毕业生和协和护校毕业生在第一个校友返校日欢聚在协和。

国家重任

（1949—1959）

人民政府接管北京协和医学院

1949 年 1 月 31 日，北平和平解放。由于北京协和医学院情况特殊，没有立即被政府接管。1949 年 2 月，北京协和医学院建立了第一届秘密党支部和学生自治会，5 月成立了工人会和教授联谊会，8 月协和地下党组织向群众公开并成立了职工、学生两个党支部，10 月成立了新民主主义青年团支部，11 月组成全校性的学习委员会。

1950 年，抗美援朝战争爆发。12 月 13 日，北京协和医学院教职员工 700 余人参加了全市高等院校大游行，这次游行，推动了全校群众奋起参加抗美援朝运动。为解决中国人民志愿军伤病员医疗问题，11 月 8 日军委卫生部向协和医院借用 250 张病床，成立了北京第二医院，后改名中国医院，并于 12 月 22 日与协和医院开展合作。

1951 年 1 月 20 日，中央人民政府教育部和卫生部接管了北京协和医学院。李宗恩仍任校长，组织机构及规章制度不变，校名改为"中国协和医学院"。在新中国政府接管的同时，协和同美国方面的联系亦宣告停止。此前 1950 年 12 月，美国财政部就冻结了与中国的所有财务往来以及与中国有关的全部银行账户，纽约的中华医学基金会无法再向协和汇款。12 月底，中国对美国资产实施反冻结。1951 年 1 月 23 日，中华医学基金会收到李宗恩校长的最后一封电报："1 月 20 日协和国有化"。自此，北京协和医学院同中华医学基金会的联系与合作中断。

1951 年 2 月 24 日，中国医院与协和医院合并。咨询委员会改成合并委员会，同时成立了清点委员会，清理财产和物资。4 月 19 日，合并工作完毕，4 月 20 日起两院合并后统称为"中国协和医院"。

1951 年 6 月 22 日，北京市军事管制委员会委派张之强为中国协和医学院军事代表，主持全面工作。另设校务委员会主管校务。所有公文及表格等全部从英文改用中文，财务和会计亦改用国家机关会计制度。

全院师生员工在党的领导下，积极参加了抗美援朝、土地改革和镇压反革命等运动。1951 年 5 月，协和医院接收了 118 名志愿军伤员，医护人员全力以赴，以高度热情投入到对伤员的治疗和护理工作之中。

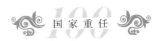

为抗美援朝的需要，自1952年1月1日起，中国协和医学院划归中央人民革命军事委员会建制。为照顾地方需要，中国协和医学院移交军委后，仍担任一部分地方高级医务人员培养和居民住院、门诊工作。划归军委建制后，学校由军委总后勤部卫生部领导，党政工作由军委和地方双重领导。

1952年秋，因全国护理专业教育纳入中等专业学校，协和护校率先停止招生，在校三班护士被分别安排进修、毕业、转学，教师大部分转入协和医院。

1953年春，军委总后勤部卫生部决定，中国协和医学院的教学任务首先是为国防卫生建设培养政治坚定、技术优良、身体健康的师资人才，基础服从于临床，临床服从需要，积极学习苏联先进医学思想与技术，据此，在协和开展了一系列改革并组织向苏联学习。在教学中，各科系于1953年均都成立了教研室，制定教学大纲和教学方案，并采用苏联的教科书。

1953年3月军委总后勤部卫生部召开科学委员会，明确了科研工作的方针任务和要求。9月，协和医学院教务会议决定执行"科学研究工作暂行办法"（草案），要求研究工作与部队实际相结合。1954年各科系均按照要求逐步调整了科研题目，使其与学习苏联、学习中医及国防医学相结合。

抗美援朝结束后，为了加强社会主义建设中的医学科学研究工作，尽快赶上国际医学先进水平，1956年3月，国务院决定将中国协和医学院仍划归中央卫生部领导。主要任务是：以医学科学研究为主，加强协调合作，进行医学科学中主要问题的研究，培养科学研究和高级教学人才，并做好临床医疗工作，提高医疗质量，密切配合研究工作。

1953年春，学校停止招生，1957年暑假，最后一班八年制医学生毕业，协和医学院的八年制本科医学生教育结束。自1947年复校至1957年最后一班毕业，共培养医学生256名。1957年秋接收新研究生21名，进修生58名，短期训练班学员46名。与此同时中国协和医学院积极开展中等职业教育，1958年起，先后在天津和北京成立了中国医学科学院卫生技术学校，共培养了全日制中专毕业生约2千人。这些毕业生在院校医疗、教学、科研工作中发挥了积极的作用，成为院校事业发展的有生力量。

新中国成立后，面对疾病肆虐的严峻挑战，中央人民政府改组了中央卫生研究院，后更名为中国医学科学院，任命沈其震为院长。1956年初，党中央发出了"向科学进军"的伟大号召，并制定了"十二年规划"。1957年11月，为了全面统筹全国医学科学研究力量，解决国家和民族急需解决的健康问题，多部门调度集中优势资源，将中国协和医学院和中国医学科学院合并，组建新的中国医学科学院，形成了中国医学科学研究的国家队。

为加强医学科学研究工作的技术力量，提高我国医学科学水平，1957年初，国务院科学规划委员会提出建立全国医学科学研究中心的协调方案。这个方案经国务院批准后实行。将军队所属的胸科医院、整形外科医院、天津的输血及血液学研究所（原解放军13军医学校）、卫生部所属的国际和平医院、中央皮肤性病研究所、中国协和医学院、中国医学科学院合并集中技术力量，以适应医学科学研究的需要。新的研究机构名称为中国医学科学院，其附属医院称为北京协和医院，直接受中国医学科学院领导。1958年9月5日任命黄家驷为中国医学科学院院长。

从建院开始，中国医学科学院针对危害人民群众健康的重大现实问题和国家未来发展需要，结合实际确立任务方向，有针对性地筹建整合了一批研究所和医院，取得了一系列里程碑式的医药成果。1958年，中国医学科学院成立了我国第一个抗菌素研究所，重点解决了建国初期抗感染药物供应的瓶颈问题，实现了青霉素、链霉素、土霉素和红霉素自主研发及工业化生产，奠定了中国抗生素事业发展的基石；为防控脊髓灰质炎的蔓延，1958年在云南昆明西山花红洞筹建了医学生物学研究所，1962年即研制成功小儿麻痹疫苗糖丸，保障了新中国亿万儿童健康成长；为发扬祖国医药传统，实现中西医药结合，1958年成立了新中国第一个现代化综合性的研究新药和中草药的药物研究所，取得了一系列重大疾病治疗原创新药的突破。同时期成立多个药用植物试验场，建立了全国药用植物资源保护种植体系；为了掌握分析医学领域中主要学科的国内外动向和发展趋势，为卫生部领导提供有关卫生决策的信息资料和战略战术情报，为医疗、科研、教学、预防、保健提供全面卫生事业服务，1958年在医学科学情报研究室的基础上，成立了医学情报研究所。1959年，受中央军委委托，开始组织宇宙医学、核医学研究，成立了放射医学研究所。由此可见，中国医学科学院及其研究所是针对新中国当时面临的重要医学健康问题、肩负着国家重要任务而诞生的。这些历史进程，深刻体现着党中央为实现国家崛起和民族独立而在医学领域进行的整体战略布局。

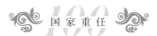

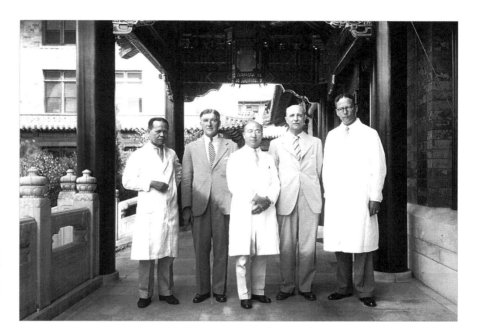

1951 年 1 月 20 日，中央人民政府教育部和卫生部接管了私立北平协和医学院。学校仍由李宗恩负责。图为李宗恩（中）与协和医院内科医生合影。

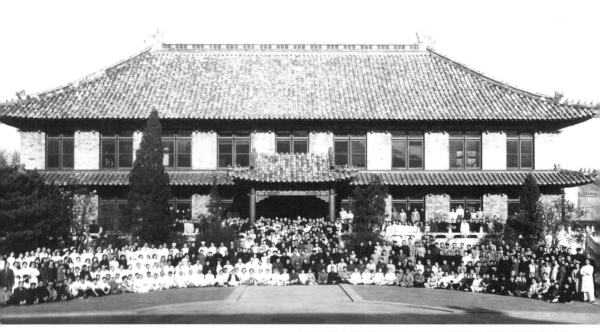

1951 年 4 月 19 日中国医院与协和医院举行合并庆祝大会

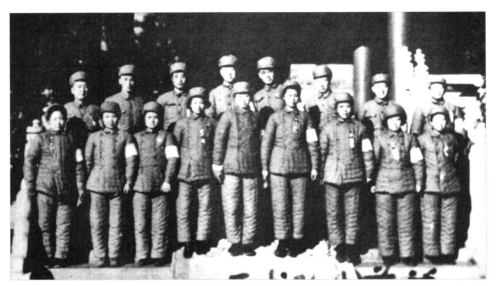

1951 年协和医院首批抗美援朝手术队出发前合影

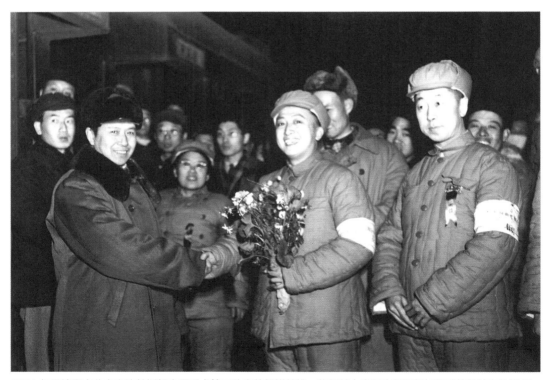

1951 年吴阶平率北京市抗美援朝志愿手术第二队奔赴朝鲜前线，临行前中央卫生部副部长贺诚等前往车站送行。

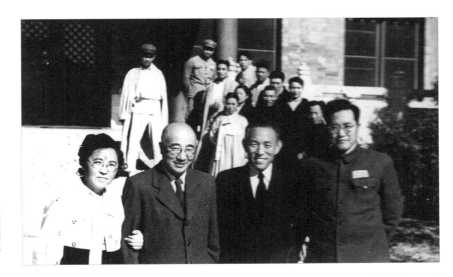

1951 年秋，张之强（右一）、李宗恩（左二）接待朝鲜慰问中国人民志愿军伤员代表团。

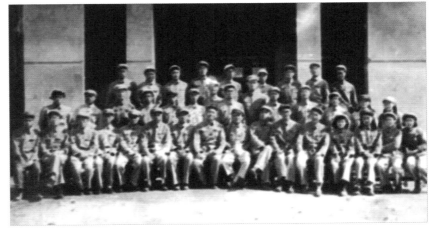

1952 年，中国协和医学院何观清教授奉中央卫生部之命，带领中国人民志愿军防疫检验队赴朝鲜战场，调查疫情和士兵营养状况。图为 8 月 4 日上午何观清教授与志愿军在朝鲜平壤工作的大楼前留影。

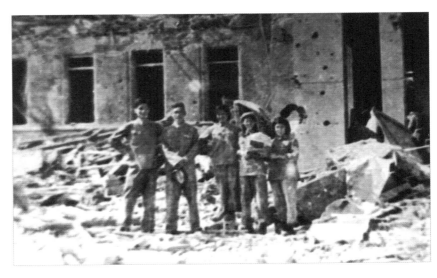

1952 年 8 月 4 日下午，中国人民志愿军防疫检验队在朝鲜平壤工作的大楼被炸毁，何观清教授与同事在大楼废墟前合影。

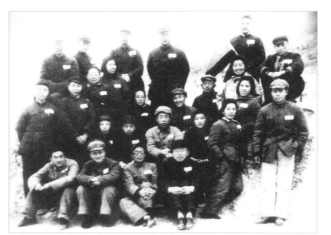

1951 年，张孝骞（前排左四）参加华东土改工作。

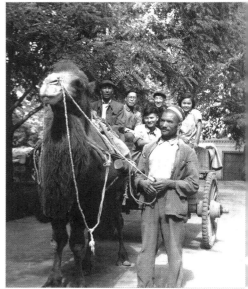

20 世纪 50 年代，实验医学研究所科研人员赴新疆考察。

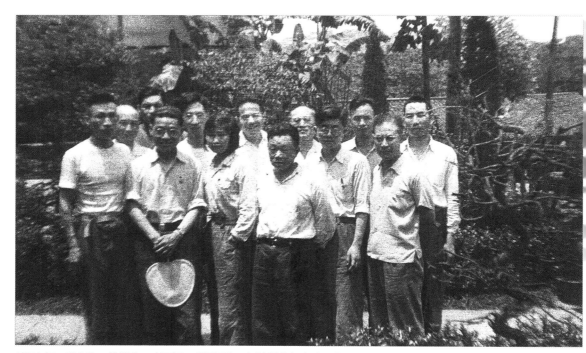

1951 年，邓家栋、钱端升、齐开智、裘祖源在四川泸州参加土改工作。

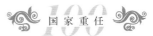

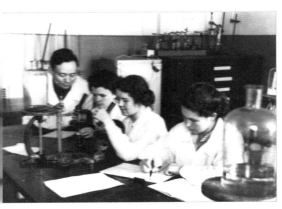

20 世纪 50 年代，实验医学研究所庆太平教授在指导苏联学生。

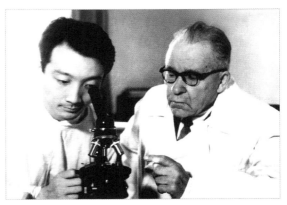

1958 年，吴旻在苏联医学科学院实验和临床肿瘤研究所季莫菲也夫斯基教授指导下做实验观察。

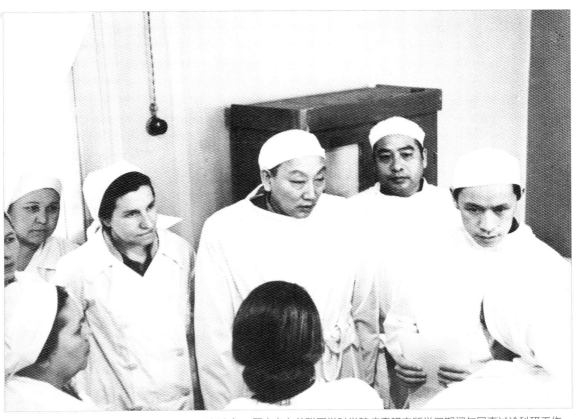

1952 年，顾方舟在苏联医学科学院病毒研究所学习期间与同事讨论科研工作。

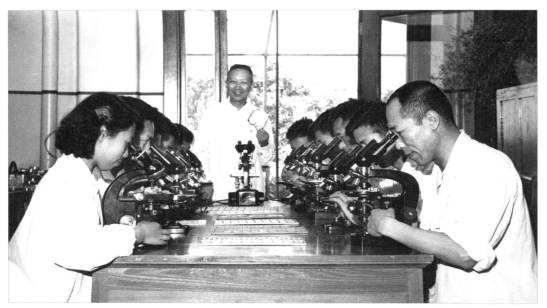

胡正详教授在讲课

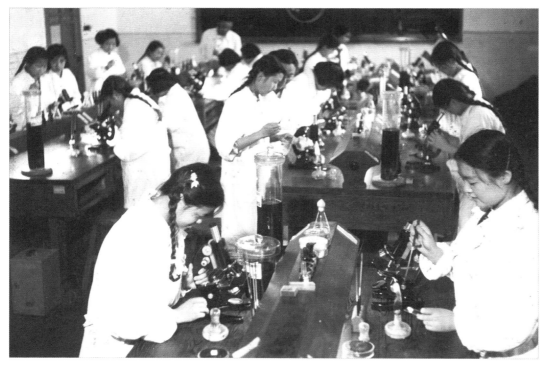

卫生技术学校教师指导学生实习

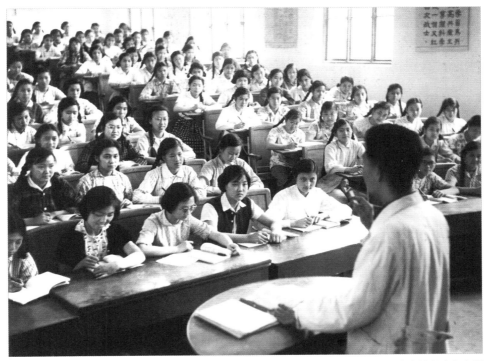

卫生技术学校学生在上课

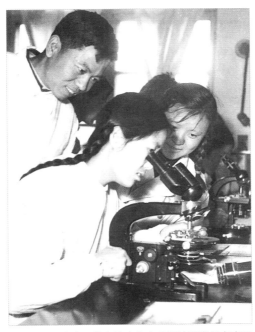

病毒系举办的小儿麻痹训练班学员在实习

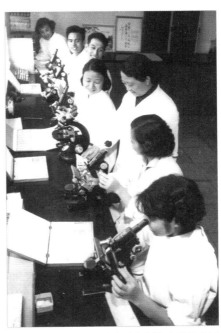

肿瘤医院细胞学实验室训练班学员实习

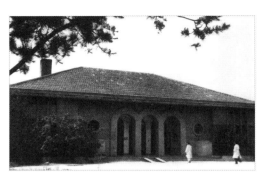

中央卫生研究院旧址

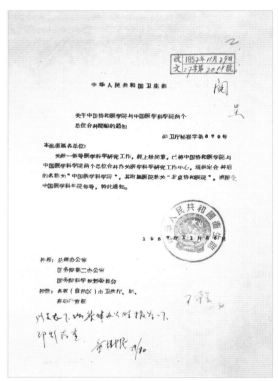

1957 年 11 月，中国协和医学院与中国医学科学院合并，院校合一体制与科研、临床、教学相互结合的大格局从此确立，为推动新中国医疗卫生事业的发展和医学科技的进步奠定了坚实的基础。初创时期的中国医学科学院，为贯彻落实国务院十二年科学技术规划，相继完善和建立了多个研究所和医院。经过几年的建设，形成了既有所、系、室独立研发能力，又有全院协同攻关实力的名副其实的"国家队"。

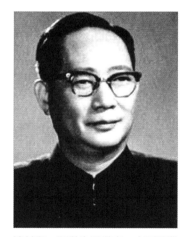

沈其震，医学生理学家，中国科学院学部委员（院士）。1956 年任中国医学科学院院长（前身为中央卫生研究院）。

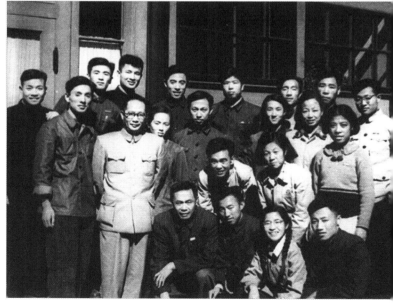

沈其震和年轻的科技人员在一起

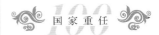

阜成门外医院，其前身为中国人民解放军胸科医院，1958年7月医院集体转业，划归中国医学科学院，更名为中国医学科学院阜成门外医院，简称阜外医院。

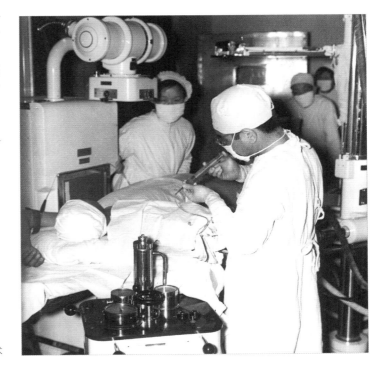

阜成门外医院开展心血管造影术

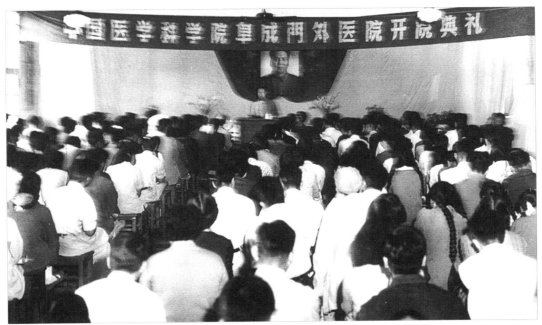

1958年9月14日，阜成门外医院在北礼士路新院址举行开院典礼。

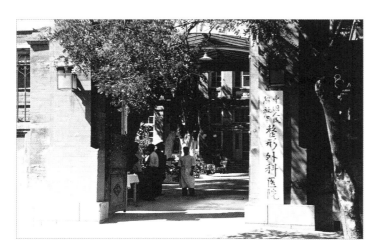

整形外科医院，其前身为中国人民解放军整形外科医院，1957年医院集体转业，划归中国医学科学院，更名为中国医学科学院整形外科医院，是我国最早的整形外科专科医院。

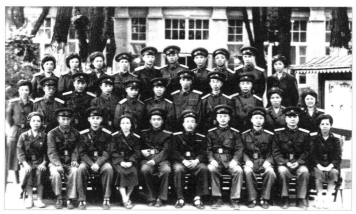

1958年中国人民解放军整形外科医院全体军官集体转业

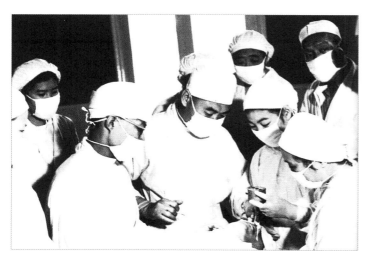

1959年，整形外科医院开办整形外科学习班，为全国培养专科人才。

日坛医院，其前身为卫生部所属的国际和平医院，1958年划归中国医学科学院，更名为中国医学科学院日坛医院。1983年，迁至北京市东南龙潭湖畔，更名为中国医学科学院肿瘤医院、肿瘤研究所。

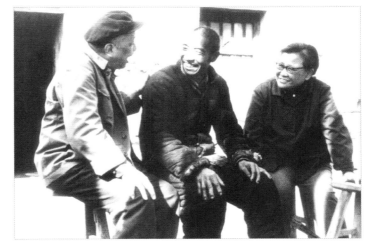

1958年秋，日坛医院李冰书记和吴桓兴院长遵照周恩来总理的指示，赴河南林县开展食管癌调查，自此拉开了新中国癌症防治的序幕。

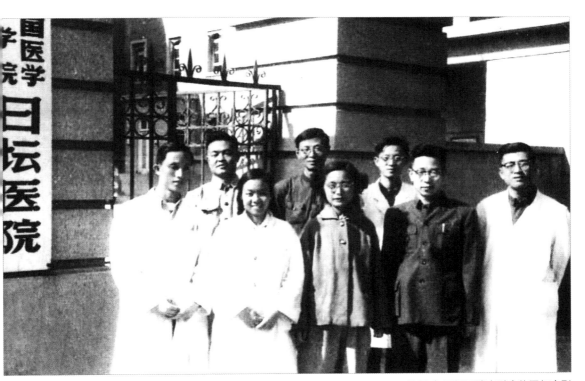

1962年日坛医院内科全体同仁合影

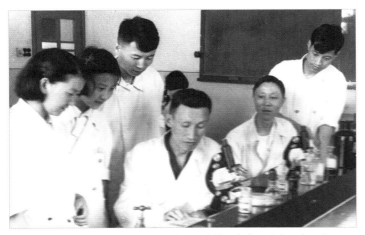

输血及血液学研究所，其前身为中国人民解放军13军医学校。1957年医院集体转业，划归中国医学科学院，更名为中国医学科学院输血及血液学研究所。1965年，该所血浆生产车间和血站相继由天津迁至四川成都另建血液制品厂，1966年组建为中国医学科学院输血研究所。

20世纪50年代，输血及血液学研究所邓家栋所长指导青年医师工作。

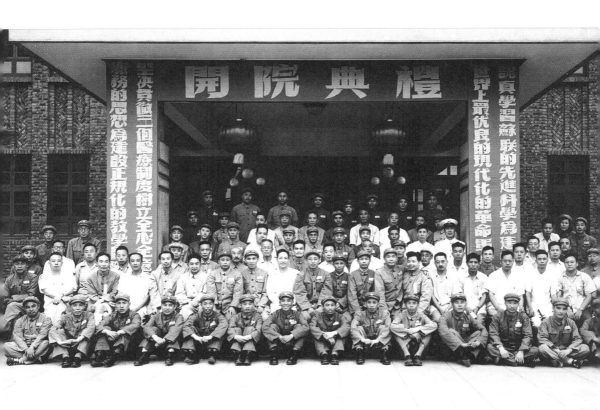

1958年10月，输血及血液学研究所附属医院开院典礼。

皮肤病研究所，前身为直属中央卫生部领导的中央皮肤性病研究所。1958年归属中国医学科学院，更名为中国医学科学院皮肤病研究所。

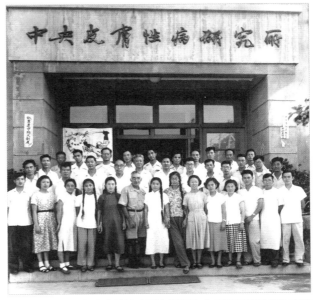

1958年7月，中央皮肤性病研究所深入八省开展皮肤病性病防治工作组出发前合影。

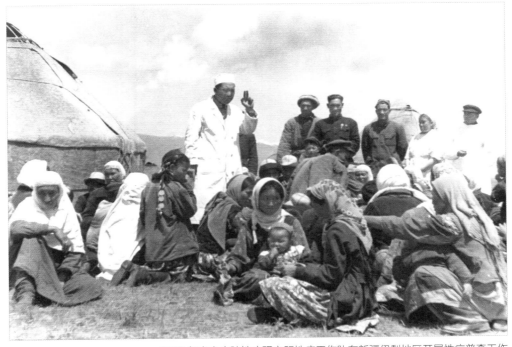

1956年中央皮肤性病研究所性病工作队在新疆伊犁地区开展性病普查工作

1958 年，院校在中国医学科学院实验形态学系、生理学系、生物化学系、病理学系的基础上，建立了实验医学研究所。1978 年，在此基础上成立了基础医学研究所。

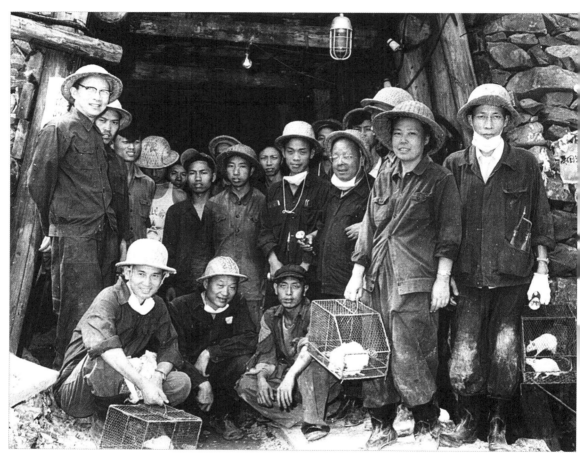

1958 年中国医学科学院矽肺调查研究队的科学家们，深入江西大吉山钨矿井下调查研究矽肺病防治情况，图为生理学家张锡钧（右三）、病理学家胡正详（后排左一）、放射学家胡懋华（右二）在矿井中调查。

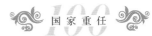
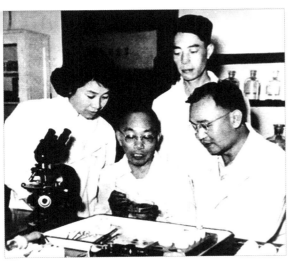

20 世纪 50 年代，衣原体之父汤飞凡（中）在实验室给学生讲课。

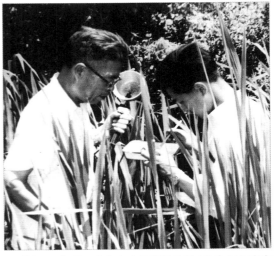

20 世纪 50 年代，寄生虫病学家冯兰洲（左）深入南方乡村检查茭白田小型中华按蚊孳生状况。

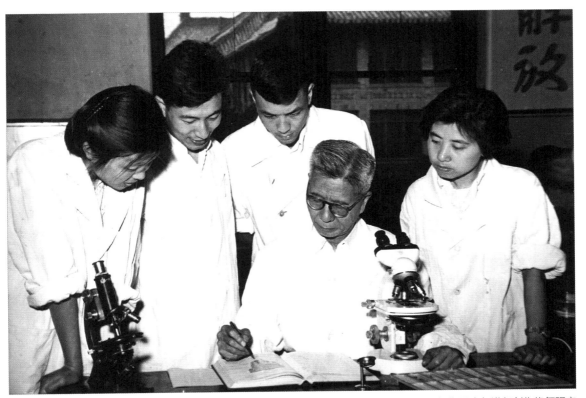

张鋆教授指导青年进行创伤修复研究

1958 年，院校在中国医学科学院药用植物学系、药物化学系、药理学系基础上组建了中国医学科学院药物研究所。

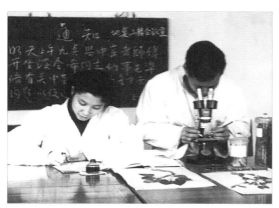

药物研究所药植室研究人员制作标本

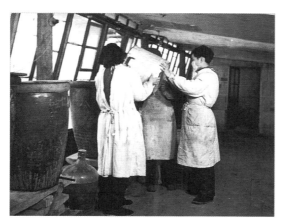

药物研究所药厂土法生产降压灵

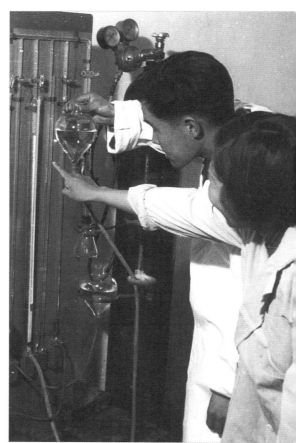

药物研究所合成抗癌新药——溶肉瘤素肽

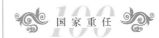
抗菌素研究所，成立于 1958 年，1987 年更名为医药生物技术研究所。

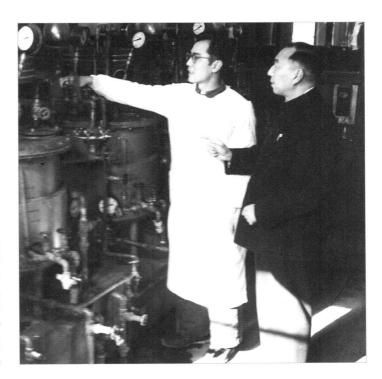

1953 年，抗菌素研究所张为申教授从国内实际出发，完成了青霉素发酵培养基国产化大规模生产工艺，五年间将国际流行的四大抗菌素的另外三种——链霉素、土霉素（地霉素）、红霉素全部在中国落地生根、开启了中国抗生素工业化生产之门。为中国抗菌素的国产化、工业化做出了重要贡献。图为张为申教授（右）与庄锡亮查看发酵罐。

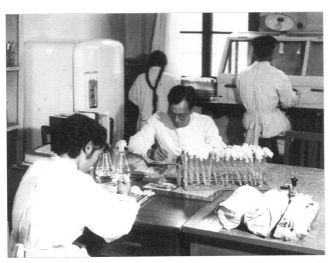

20 世纪 50 年代，抗菌素研究所科研人员开展新拮抗菌的分离菌种鉴别。

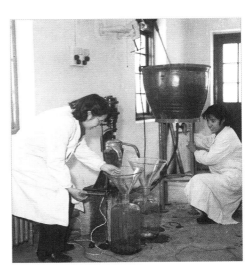

1960 年 1 月抗菌素研究所新生霉素提前试制

1958 年，为推进脊髓灰质炎减毒活疫苗研制工作，院校筹建了中国医学科学院云南猿猴生物站，1959 年更名为中国医学科学院医学生物学研究所。

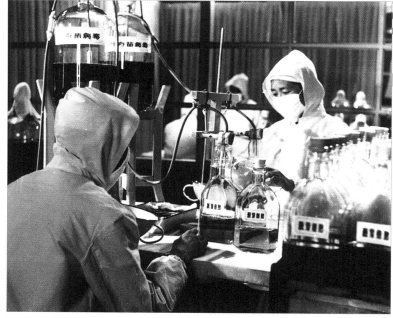

医学生物学研究所科研人员进行脊髓灰质炎减毒活疫苗病毒接种实验

劳动保护卫生研究所

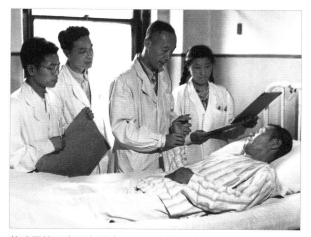

劳动保护卫生研究所（1983 年划入现中国疾控中心）吴执中教授在给职业病患者做检查

流行病学与微生物学研究所

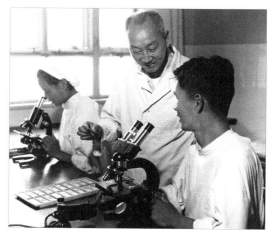

流行病学与微生物学研究所（1983 年划入现中国疾控中心）陈文贵教授指导科研人员工作

矢志笃行

(1959—1966)

"党的领导加旧协和"的办学方针

　　1959年春,党中央提出"普及与提高相结合"等方针,高等教育得到了很大的发展,全国增设了许多医学院校。1958 年 9 月到任的黄家驷院长认为：我国的医学教育体系应是多层次和多样化的，除一般五年制的医学院校之外，要有较长学制的高等医学院以培养高等医学人才，而协和医学院的优良传统是发展我国高层次医学教育的宝贵遗产，应该继承和发扬。黄家驷院长与张之强书记及张孝骞等教授共同建议，恢复协和医学院长学制医学教育，以培养高质量的医学人才，他们的主张得到了时任中宣部部长陆定一的支持，黄家驷院长负责筹建。

　　经过紧张筹备,当年招收第一班预科新生60名,进入北京大学生物系医学预科班。同时，在设有生物系的综合大学招收四年级插班生，每年 30 名，连招三年。待新校舍落成后,逐步扩大招生人数,最终达到每年招收120人。学校命名为"中国医科大学"，1959 年 9 月 5 日，在东单三条中国医学科学院礼堂，召开中国医科大学成立大会和开学典礼，宣布了中国医科大学成立及办学方针和培养目标等。

　　中国医科大学成立时，国务院、中宣部决定：中国医科大学和中国医学科学院是并列机构，党的领导关系在北京市委，业务上由卫生部和教育部双重领导。组织机构上由中国医学科学院党委统一安排科研和教学任务，实行院校合一的管理体制。医疗、教学、科研三项任务在统一领导下密切结合，资源共享。国务院批准恢复八年制中国医科大学后认为，协和医学院多年来的医学教育经验，可以用来为社会主义培养医学人才服务，提出"只要有党的领导，可按老协和医学院的办法办"。为此中国医科大学确立了"党的领导加旧协和"的办学方针，她标志着新中国对老协和医学院教学特点和经验的认同。

　　为了总结旧协和的教学经验，1961 年 3 月至 6 月，中国医学科学院党委对医大教学工作进行了深入细致的调查，提出了《中国医科大学目前工作的九条意见》。

1962 年 2 月，中国医学科学院党委召开了老协和医学院部分毕业生和在老协和工作过的老教授老专家座谈会，形成了《老协和医学院教学工作经验初步总结》。当年春季，又召开基础医学和临床医学各科主任及教授座谈会，出台了《中国医科大学贯彻执行高教 60 条五年规划（1962—1967）》。这些文件都是遵照"党的领导加旧协和"的办学方针制定的，突出地吸收了老协和医学院严格要求、理论联系实际、重视基础、重视实验和实习、着重培养学生独立思考和工作的能力、训练学生正确的临床思维等基本经验，以及以此为基础的教学方法和教学制度。在此基础上，协和确立了"三高"、"三基"、"三严"的办学原则。"三高"即高标准、高起点、高水平；"三基"就是在教学中强调基础理论、基本知识和基本技能；"三严"关注的是科学作风培养，要求严肃的态度、严格的要求、严密的方法。

1962 年至 1964 年，根据中央"调整、巩固、充实、提高"的八字方针，高等教育部制定了《高等教育六十条》，强调学校以教学为主，教师要起主导作用，积极进行教改，提高教学质量。1965 年 6 月，中国医科大学召开教学经验总结会议，各教研组展出了教改的教具，卫生部领导和北京地区兄弟院校有关领导、教师纷纷前来参观并对学校的教改工作给予了高度评价。1965 年开始，医大也安排学有余力的少数学生，参加基础医学各科教师的科研工作，培训科研能力，在临床教学中吸收旧协和经验设导师，号召学生参加医院的临床病理讨论会。1959 年，参加全国高校统考招生后，医大录取的新生绝大多数平均分数在 85 分以上，取消了老协和医学院预科进入本科需要经过考试的制度，医预科三年考试及格即可直接升入本科。1965 年冬，卫生部组织全国重点医学院校四年级学生考察评比，中国医科大学 10 名参赛同学名列前茅，八年制的中国医科大学步入了全国重点医学院校的行列。实践证明，"党的领导加旧协和"的办学方针是正确的。

中国医科大学从 1959 年开办至 1966 年，正常的教学工作一直都在进行。但随着"左"倾思想日益发展，政治活动越来越多地挤占业务教学，减少各课时数，缩短假期，教学计划大幅度调整。1965 年全校师生员工（包括全校研究生）300 余人，到湖南湘阴县农村参加社会主义教育运动，时间长达四个半月。1965 年初，根据毛泽东主席"把医疗卫生工作的重点放到农村去"的指示，中国医学科学院组织医疗队下乡，配合社会主义教育运动，深入基层进行防病治病的工作。同年 2 月，在中国医学科学院中国医科大学院校长黄家驷率领下，北京协和医院、阜外心血管病医院等数家单位组成的，由张孝骞、林巧稚、曾宪九、吴英恺等著名专家及部分青年医生参加的第一批巡回医疗队赴湖南湘阴农村，历时四个月，受到了当地群众的广泛赞誉。同年 6 月，由时任协和医院副院长董炳琨率领的、代表当时协和中坚力量的第二批医疗队到达湖南湘阴，他们在极其艰苦的条件下，历时一年，为治疗农民疾患，培训基层医务人员，改善农村卫生条件做了大量的工作。

1966 年 6 月进入"文化大革命"时期，教学工作停止，招生也被迫中断。前三届插班生均已完成了八年计划的本科课程，后七届共 433 名学生则尚未完成教学计划规定的课程。1968 年和 1970 年，第三届毕业生 30 人和后七届学生都被分配到东北和西北工农业生产的基层单位，一面"接受工农兵的再教育"，一面做基层医生。这些学生在学校期间，由于参加各种政治活动，没有完成教学计划安排的所有课程，缺乏临床实践训练，很多人甚至连医预科都没有读完。1970 年，中国医科大学奉命停办，这是协和历史上第三次、新中国成立后第二次停办。

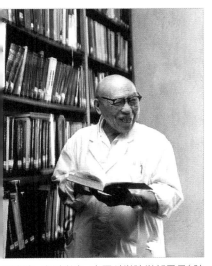

张孝骞,内科学家。中国科学院学部委员(院士)。1957年5月,张孝骞以《中国协和医学院应恢复医学生教育》为题,上书中央领导部门,建议国家恢复协和长学制医学教育。

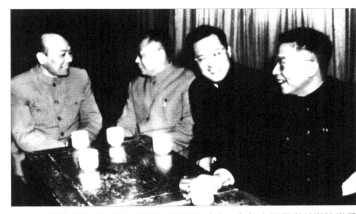

1959年6月5日,陆定一副总理(右一)与中国医学科学院党委书记张之强(右二)等领导同志商谈医科大学复校问题。

1959年9月5日,经国务院批准,以中国医学科学院及原北京协和医学院为基础,恢复建立八年制医学教育,学校命名为"中国医科大学",开学典礼在东单三条礼堂隆重举行。1960年8月15日国务院正式任命黄家驷为校长。

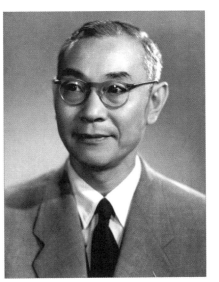

黄家驷,外科学家。中国科学院学部委员(院士)。1958年9月任中国医学科学院院长。1960年8月任中国医科大学校长。

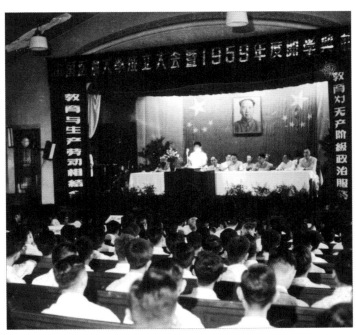

1959年9月5日中国医科大学举行开学典礼

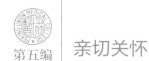
新中国成立以来，党和政府十分关心我国医药卫生事业的发展，中国医科大学的发展建设，更是得到了历届党和国家领导人的高度重视和大力支持。毛泽东、刘少奇多次接见院校的科学工作者，对他们的工作和成绩给予了高度肯定和赞扬。20世纪50—60年代，周恩来、朱德、陈毅、李先念等多位党和国家领导人更是亲自深入中国医学科学院的科研单位进行视察。党的关怀极大地鼓舞了院校广大医务工作者和科技人员，即使在政治环境及科研环境十分困难时期，协和人仍没有放弃全心全意发展我国医药卫生事业的努力，为探索医学奥秘、攀登科学高峰，坚定笃行，矢志不渝。

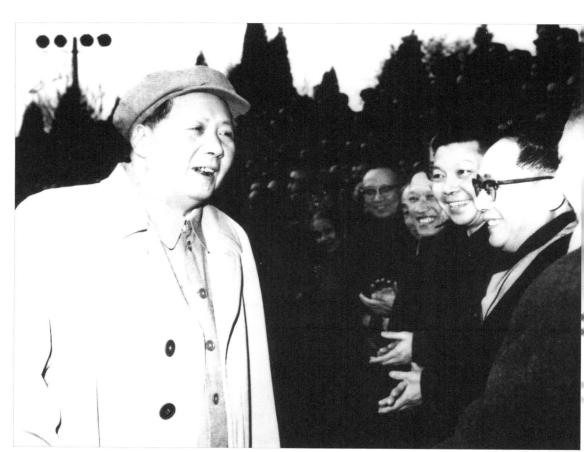

1963年3月10日，毛泽东主席接见全国医学科学工作者会议代表时与沈其震（右一）亲切交谈。

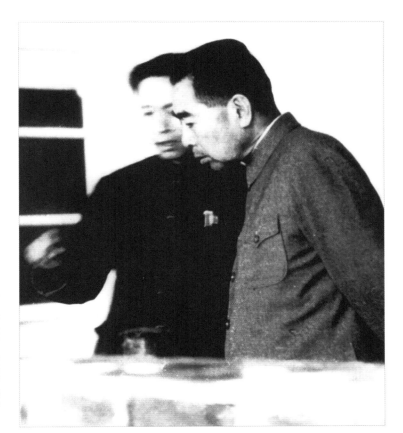

20 世纪 50 年代，江苏南通发生脊髓灰质炎疫情大流行，顾方舟教授带领科研团队研制成功国内首个脊髓灰质炎口服减毒活疫苗，1963 年首创疫苗糖丸新剂型，惠及亿万儿童。图为 1961 年周恩来总理视察医学生物学研究所时听取所长顾方舟教授汇报脊髓灰质炎减毒活疫苗生产情况。

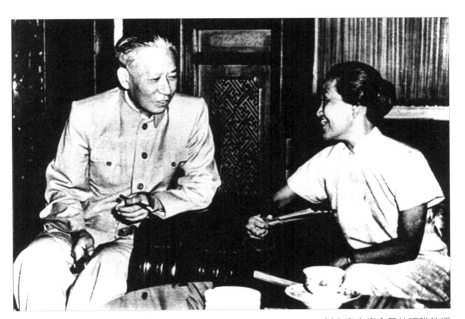

刘少奇主席会见林巧稚教授

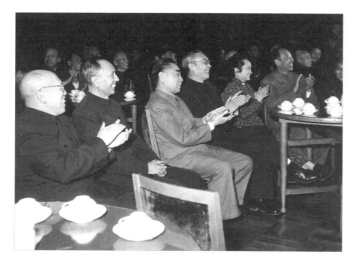

1962 年 12 月 27 日在中华医学会新年
联欢会上，周恩来、彭真、陆定一与中
国医学科学院医务工作者在一起。

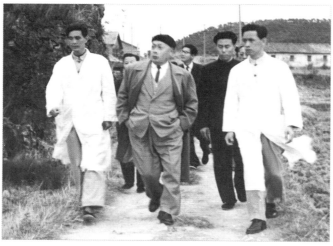

1962 年，陈毅副总理在视察位于云南
昆明西郊玉案山花红洞的医学生物学研
究所猿猴繁育基地途中。

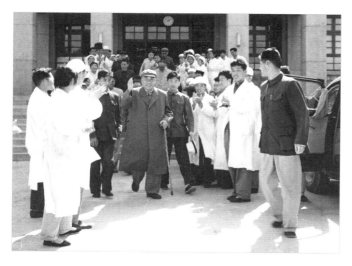

1965 年 4 月，朱德委员长视察医学生
物学研究所，受到职工们的热烈欢迎，
图为朱德委员长步出疫苗生产楼时的
情景。

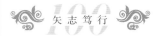

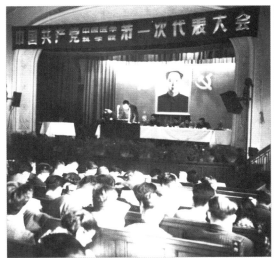
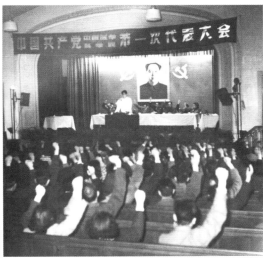

1960 年 5 月 7 日，中国共产党中国医学科学院第一次代表大会召开，党委书记张之强作党委工作报告，大会通过候选人。

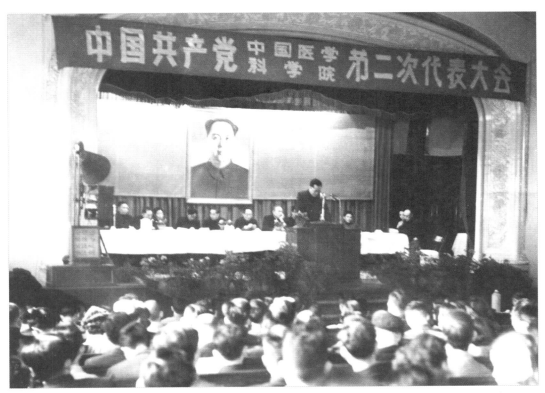

1963 年 3 月，中国共产党中国医学科学院第二次代表大会召开。

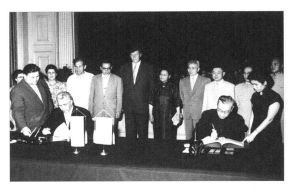

中国医学科学院与苏联医学科学院在重大医学问题方面的科学合作协议于 1960 年 6 月 10 日举行签字仪式。黄家驷院长与苏方第一副院长济马可夫签署协议书，（右五起）李德全、钱信忠、白希清、沈其震、张之强和苏联驻华大使等参加签字仪式。

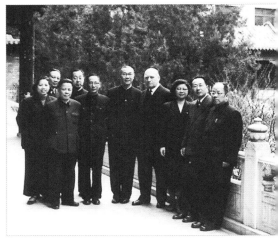

中国医学科学院院长黄家驷、副院长沈其震与院校专家会见比利时生理学家海门斯教授

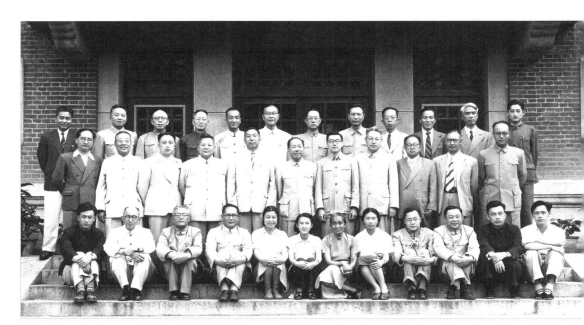

参加全国"十二年科学规划"的医学组科学家合影

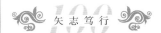
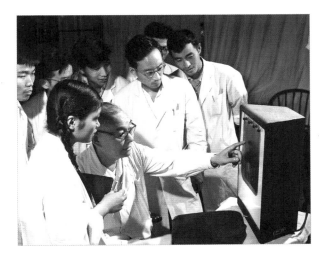

黄家驷教授指导医学生

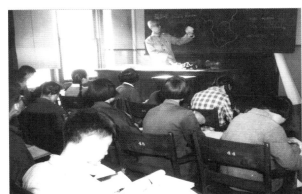

解剖学系张鋆教授在给
医学生讲课

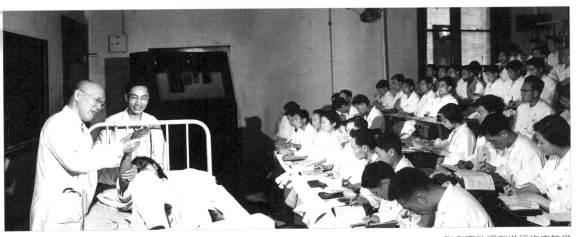

张孝骞教授在进行临床教学

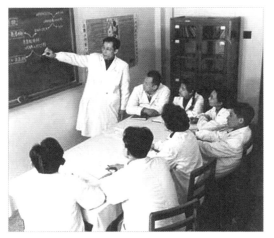

生物化学系王世中教授为生化教研室教师作示范教学

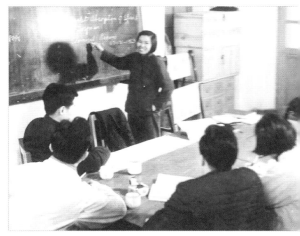

药物化学系黄量教授在讲课

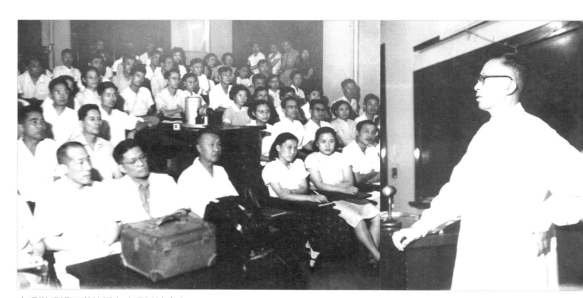

病理学系胡正详教授在病理讨论会上

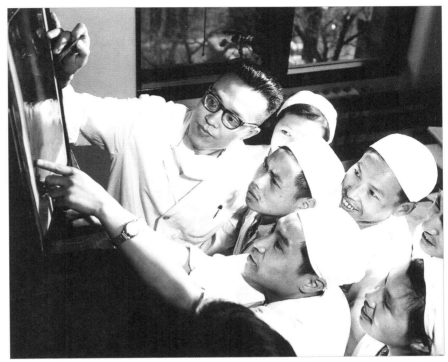

心内科专家方圻教授指导青年医师

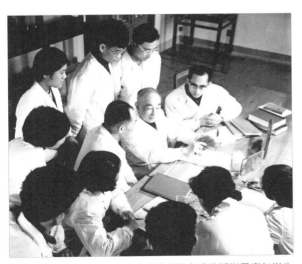

病理学系侯宝璋教授指导青年学生

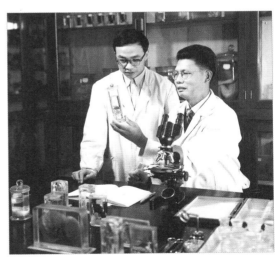

细胞生物学家薛社普教授指导科研人员观察胚胎标本

为了改进教学方法，提高教学效果，1965 年 6 月，中国医科大学召开教改经验总结会议，各教研组展出了教改的教具，卫生部领导和北京地区兄弟院校有关领导和教师前来参观，对学校教改工作给予了高度评价。

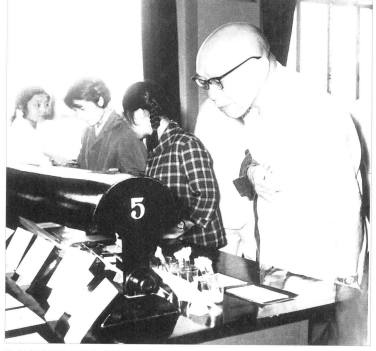

张孝骞教授参观微生物教研室教学法改革展览

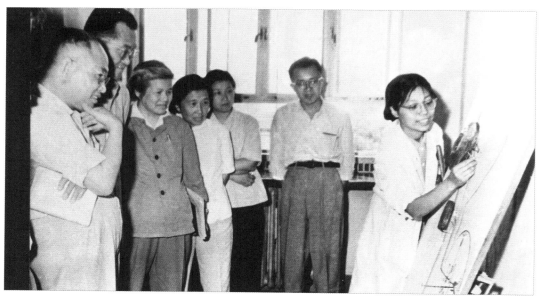

大体解剖教研室讲师冯家笙向前来参观的卫生部副部长崔义田、医科院党委书记张之强、教育处长张芭芬，教务长章央芬介绍教具改革经验。

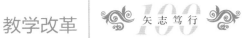

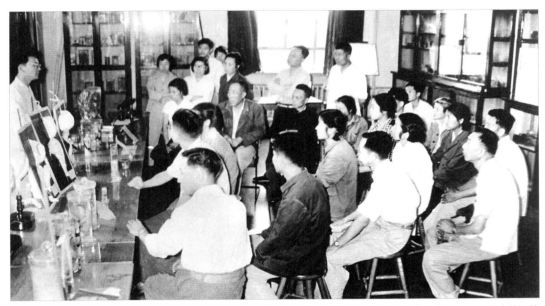

基础、临床课教师参观胚胎学教研室利用多种多样方式改进教学法的展览

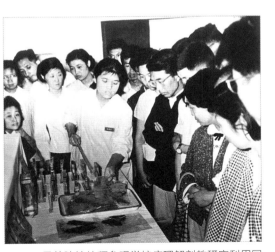

兄弟院校教师参观学校病理解剖教研室利用国产塑料制作大体标本的过程

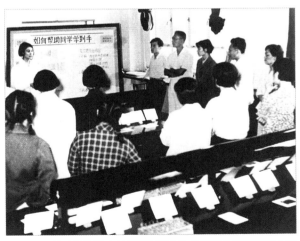

基础课教研室教师听取微生物教研室教学法改革介绍

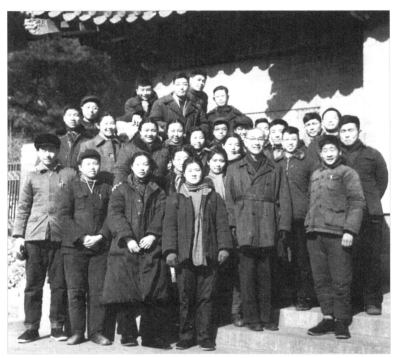

1962 年冬，黄家驷校长与八年制医预科学生在学校门口。

中国医科大学在吸取旧协和教学好经验的同时，注重加强党对教学工作的领导，认真贯彻党的教育方针，党团组织和全体教师们经常对学生进行爱国主义思想教育，帮助他们树立正确的世界观、人生观。为了培养医学生全面发展，医大的教学计划除了专业课外，还安排了政治课、劳动课和党团活动。共青团也经常组织体育文娱活动，增强体质，促进同学之间的友谊和团结。学校每学期组织学生到校内、工厂、农村劳动，使同学们接触群众、了解社会，增进与劳动人民的感情，在实践中培养劳动观念。

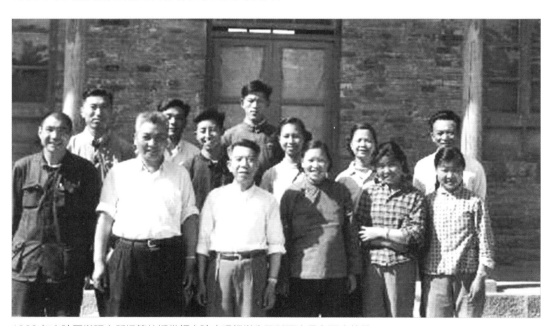

1963 年实验医学研究所杨简教授带领实验病理组学生及科研人员在河南林县

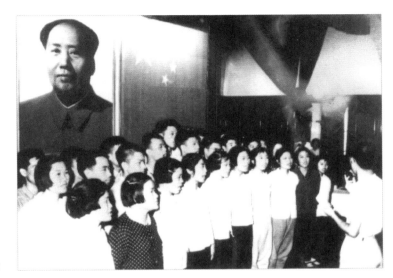

各班级开展文艺活动

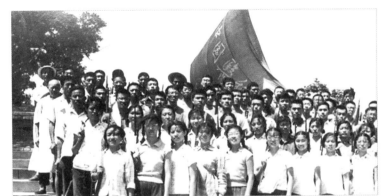

医学生参加军训时合影

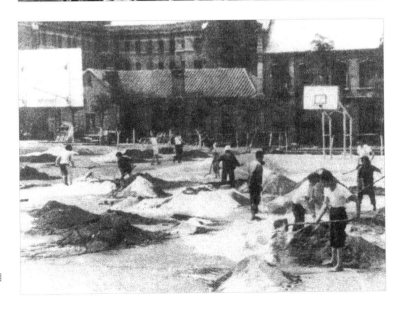

学校组织同学们义务劳动，自修操场，树立劳动观念。

20世纪60年代中期，随着"左"倾思想日益发展，政治活动越来越多地挤占业务教学，学生下乡劳动由4周改为整个学期，至此思想教育完全政治化。1965年秋，中国医科大学师生300余人到湖南湘阴白塘公社参加社会主义教育运动，时间长达4个半月，这一运动在当时可以说是"文革"的前奏。

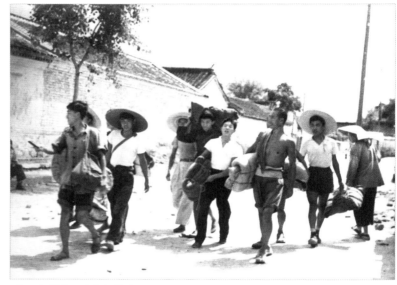

1964年学生下乡参加劳动

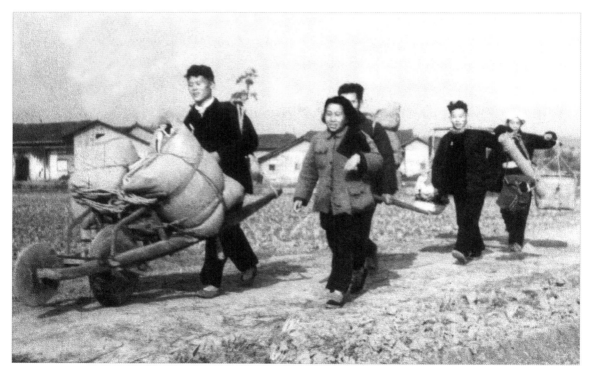

1965年，教务长章央芬率师生赴湖南湘阴参加社会主义教育活动途中。

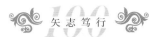

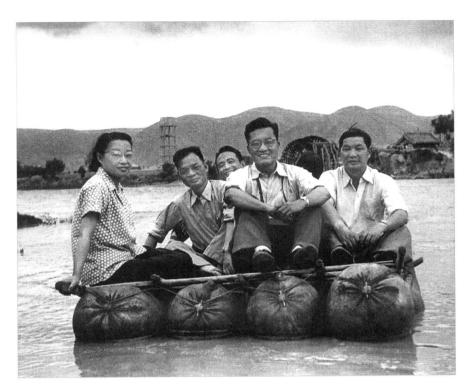

1965 年，中国医学科学院党委书记张之强带领农村巡回医疗队下乡巡回医疗。左起：刘炽明、张庆松、张之强、李洪迥。

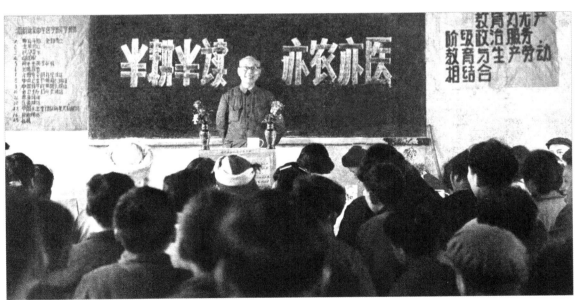

巡回医疗队在湖南湘阴县开办的两年学制、半农半读的医学班开学，黄家驷教授亲自授课。

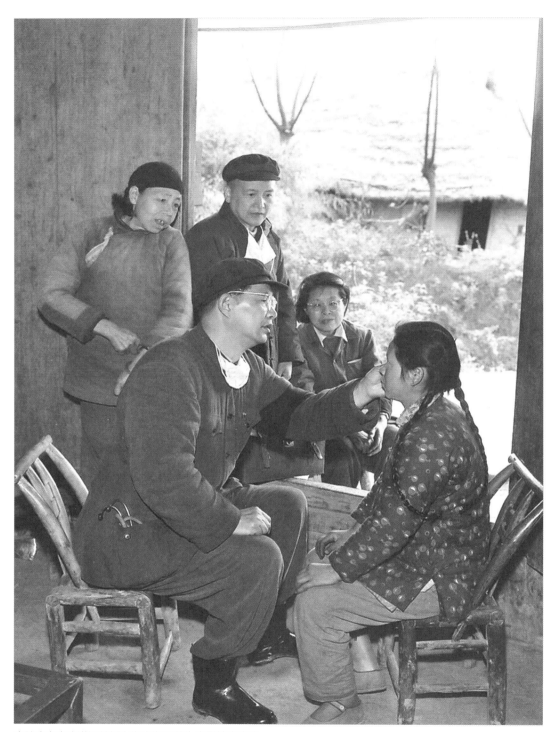

皮肤病专家李洪迥教授在湖南湘阴县为农民检查疾病

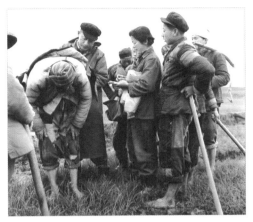

麻醉学专家尚德延教授在湖南湘阴县为农民检查疾病

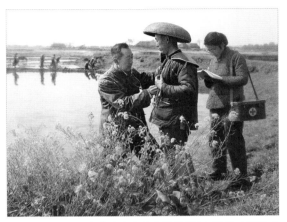

心血管病专家吴英恺教授在田头为农民诊病

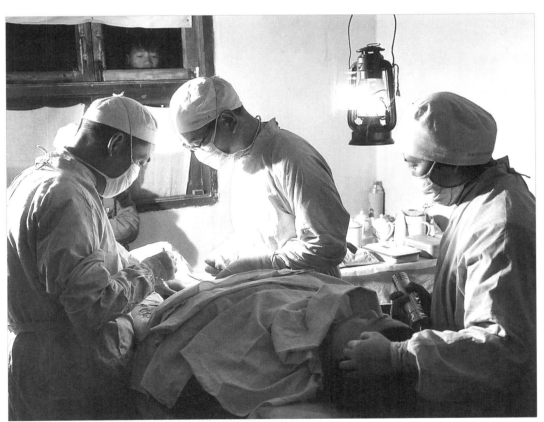

胸心外科专家黄家驷教授，麻醉学专家尚德延教授在农舍建起的手术室中完成了一例胸壁结核切除术。

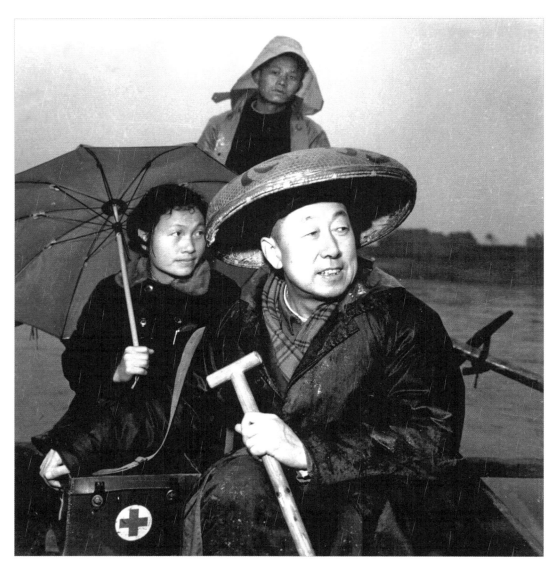

心血管病专家吴英恺教授冒雨到农家巡诊

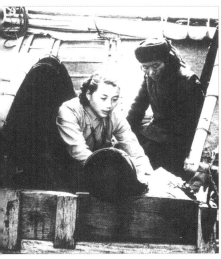

内科专家金兰教授在渔船上为农民诊病

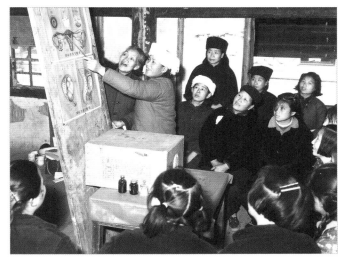

妇产科专家林巧稚教授在湖南湘阴县培训不脱产接生员

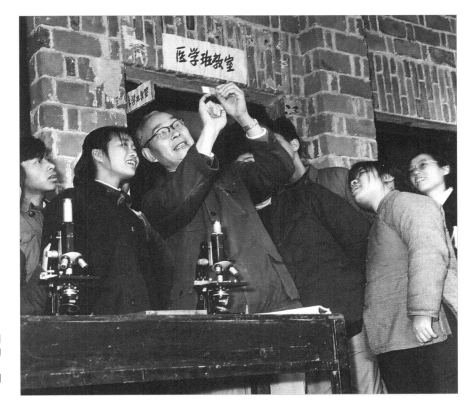

黄家驷教授在湖
南湘阴县开办的
农村医学班上,
指导学员观察细
胞结构。

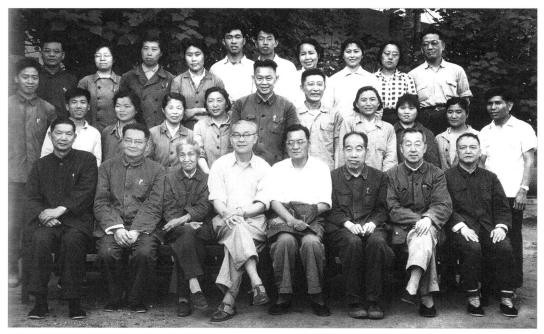

中国医学科学院农村巡回医疗队赴湖南湘阴县开展农村医疗工作时合影

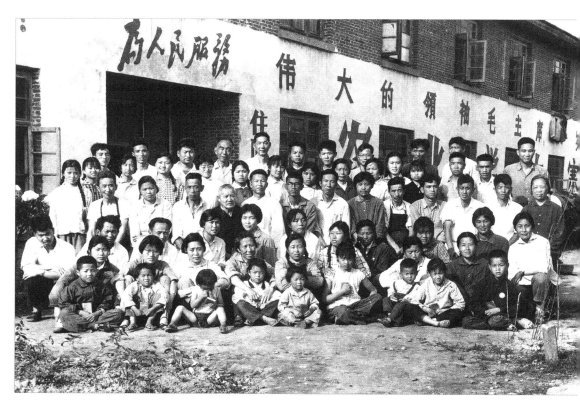

中国医学科学院赴湖南巡回医疗队成员与当地基层卫生工作者合影

风雨岁月

（1966—1979）

"文革"前后学校停办与恢复

1966年"文革"爆发，至1970年，学校的一切教学和科研工作基本停滞。所有在校的400余名学生，包括尚未接触医学专业课程的医预科学生，全部被分配到了边远地区的基层卫生机构接受再教育。

中国医学科学院在京单位数百人被派往江西永修县"五·七干校"或西藏、青海、甘肃、湖北等农村基层医疗单位。放射医学研究所、实验医学研究所、输血及血液学研究所迁往四川简阳，组成中国医学科学院分院，皮肤病研究所迁往江苏泰州。原有的22个院所只剩下9个，医疗教学科研工作遭受到了最严重的灾难和毁灭性的破坏。尽管如此，广大科研人员在极端困难的条件下，始终没有放弃协和人的信念坚守，靠坚韧不拔的毅力，坚持进行科研工作，从实际出发，选择产学研相结合的途径，以独立研究和协调作战的方式展开攻关，经过近十年的艰苦努力，在许多领域都取得了令人瞩目的成绩。

肿瘤医院挑起中国8亿5千万人口中癌症死亡调查的重担，这是有史以来规模最大的肿瘤学流行病调查。其代表作《中华人民共和国恶性肿瘤地图集》轰动中外，影响至今；肿瘤医院孙宗棠教授长期深入江苏启东肝癌高发区现场，在世界上首创"火箭电泳"诊断肝癌方法、他提出用疫苗阻断乙肝降低肝癌发生、黄曲霉素是致肝癌首要因素等等，已成为我国和许多国家检测与预防肝癌的常规。

1973年，药物研究所研制成功抗白血病新药——三尖杉酯碱及高三尖杉酯碱，居国际领先地位；1974年研发成功的联苯双酯，是我国自主研发治疗慢性乙肝的主导药物并出口韩国等多个国家。在此基础上研发成功的双环醇，更在肝炎治疗上独领风骚。

20世纪70年代初，抗菌素研究所率先研发成功喹诺酮类系列抗生素，人们耳熟能详的麦迪霉素、乙酰螺旋霉素等三代产品不断研发成功，并走进全国100余家抗生素药厂，其社会和经济效益无法估量；广谱抗肿瘤抗生素、国家一类新药平阳霉素等药物研发成功，填补了中国抗肿瘤抗生素的空白。

20 世纪 70 年代末期，协和医院开展了激素分泌性垂体瘤、特发性生长激素缺乏症、男性内分泌性功能减退症等疾病的防治研究，取得了一系列开创性的研究成果；1972 年协和医院在深入开展绒癌根治疗法的同时，相继在院内及全国举办绒癌专题学习班数十期，帮助全国几个大区建立了研究中心，为绒癌治疗技术的推广发挥了重要作用。

实验医学研究所迁往四川简阳，成为"三线"建设的中国医学科学院分院的一部分。在此期间相继开展了靛玉红治疗慢性粒细胞白血病和三尖杉酯碱抗癌机制以及慢性支气管炎、肺心病、高山病发病机制的防治和研究；1971 年组建同位素实验室，相继完成了前列腺素放射免疫分析及试剂盒等一系列科研课题，成为国内最早研究和应用放射免疫分析法的单位之一。

1972 年，阜外医院成功地开展了我国第一例室壁瘤切除术；1973 年建立了国内第一个正式的心脏外科术后 ICU；1974 年成功地完成了我国第一例冠状动脉搭桥术，开创了我国冠心病的外科治疗等方法，取得了一系列创造性的成就。

1971 年 4 月 17 日，周恩来总理指示中国医学科学院总结建院以来的科研工作和全国各省市的医药卫生成果，当时的军管会立即组织一批骨干进行总结。黄家驷校长从江西永修"五·七干校"奉调回京，着手开展调研工作。在此期间，他深入各所院，包括两次奔赴四川简阳分院，详细了解每个专业科室的研究课题、发展方向、组织机构、人员、设备及当前的工作生活状况，从而思考与探索院校恢复发展之路，并编辑成两部调查报告，呈送周恩来总理，为恢复中国医学科学院的科研工作做好了思想上和组织上的准备。

1971 年，黄家驷校长和章央芬教务长陆续收到许多分配到西藏、青海等边远地区低年级同学的来信，反映他们在校期间由于没有完成课业与临床训练，难以胜任基层医疗工作，希望学校能给他们进修重新学习的机会。为此，黄家驷校长和章央芬教务长顶着巨大的压力，为这些学生回京进修想方设法，奔走呼吁。1971 年和1972 年黄家驷校长两次上书卫生部，要求允许低年级的预科学生回京进修。1972 年底，他在全国科教会议上向周恩来总理面呈，得到总理的支持，终于为这批学生争取到了回协和医院补课、进修的机会。1973 年起，约有 200 名学生先后分批回到协和医院，经过 1 至 3 年补课、进修，提高了医学知识和临床能力。

1978 年国家恢复招收研究生制度，在当时尚未复校的情况下，由黄家驷校长主持，并经上级批准，以"首都医院医科大学"（"文革"中诞生的非正规学校）和中国医学科学院联合的名义，于 1978 年 2 月开始恢复招收研究生。黄家驷多次向教育部等各有关方面呼吁，建议将招收研究生的年龄限制放宽五年，这一呼吁得到教育部的批准，为一大批"文革"前的毕业生、肄业生争取到深造的机会，这一年原中国医科大学 1959 年至 1962 年入学的 240 人中，仅考取中国医学科学院研究生的就有64 人。他们中间很多人日后成为各医学学科的带头人。在全国范围内，更有一大批科技骨干成为栋梁之材，不少人为我国科技事业的发展甚至世界科技的进步，做出了重大的贡献。

在恢复研究生教育的同时，黄家驷教授与当时高等教育部蒋南翔部长协商，认为从长远看，八年制医学院还应继续办下去。此意见受到多数专家教授的支持。于是中国医学科学院经卫生部上报国务院申请复校，受到中央重视并于 1979 年 7 月31 日得到高教部的批准，将"文革"时期的"首都医院医科大学"改名为"中国首都医科大学"，医预科仍在北京大学，与协和的关系以及管理体制等没有变化，但学程由三年改为两年半。学校重新成为卫生部与教育部双重领导的八年制全国重点大学。

1979 年复校后，学校依然遵循少而精的办学方针。复校当年只招收了医预科新生，三年后（1982 年）才进入本科学习。但这三年中，由于拨乱反正任务繁重，本科教学准备工作一直未能到位。学生进入本科时仍然是仓促上阵。后来经过全校教职员工的共同努力和多方支持，情况逐渐得到改善。同时，由于医科院科研力量雄厚，学校研究生教育有了较快发展，复校后研究生教育重新纳入学校统一管理，成为学校教育工作的组成部分。

"文革"期间，护理教育工作全部停滞。1976年，协和医院由于护理人员缺乏，办两年制的"护训班"补充缺口。1979年，卫生部下达《关于加强护理教育工作的意见》后，学校开始恢复正规的中专护理教育。按卫生部下达的教学计划、教材和教学大纲进行授课，以保证教学质量。在此期间，除招收护理专业的学生外，根据科室工作需要，还举办了技士、药技士和医疗仪器维修的技术员（技士）等多个培训班。

"文革"结束后，院校在党中央和上级领导统一部署下，进行了大量的拨乱反正工作，平反冤假错案，落实知识分子政策，极大地调动了广大科技、教学人员的积极性。同时在机构和人员方面也做了重大的调整，在上级领导和有关省市领导的支持下，先后将实验医学研究所从四川搬迁回北京；血液病研究所、放射医学研究所和生物医学工程研究所也从四川搬迁到天津；皮肤病研究所从泰州搬迁到南京市；大量科技、教学骨干也相继调回北京。

学校从 1959 年复校至 1970 年奉命停办，共招收了 10 届医学生，其中前三届插班生均已完成了八年计划的本科课程，后七届共 433 名学生由于受"文化大革命"的影响均未完成学业，从 1968 年 7 月到 1970 年 7 月的两年间，这些学生大都被分配到基层卫生机构工作。

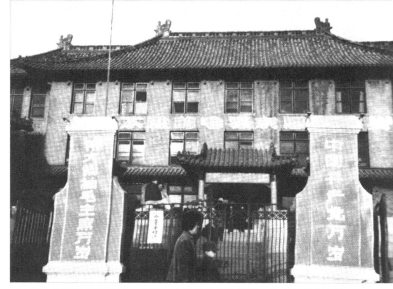

"文革"时期的首都医院，曾经一度改名为反帝医院，即现在的北京协和医院。

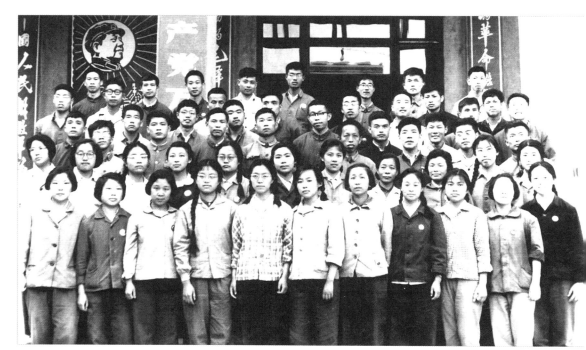

1968 年三年级全体同学合影

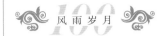

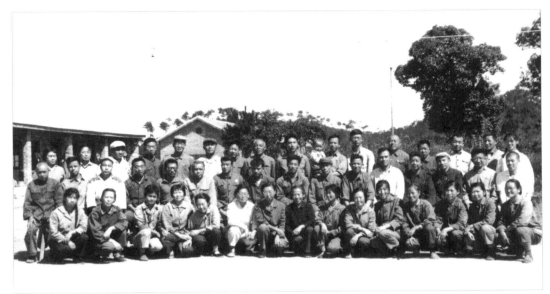

1970 年下放到江西永修县的部分教职员工

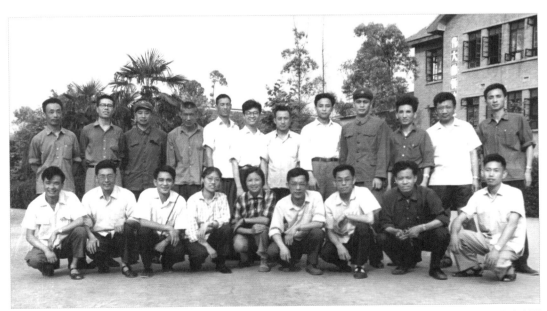

1974 年实验医学研究所的科研人员在简阳县政府大院合影

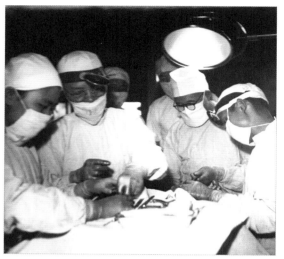

北京协和医院耳鼻喉科张庆松教授指导青年医师施行手术

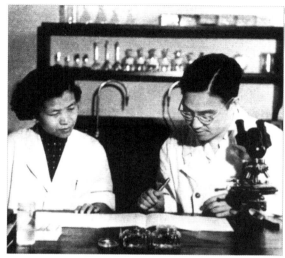

北京协和医院妇产科宋鸿钊教授与同事探讨科研问题

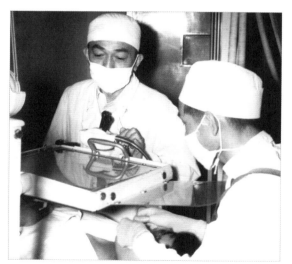

北京协和医院内科朱贵卿教授指导青年医师

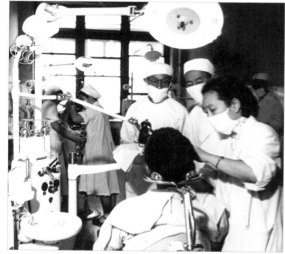

北京协和医院口腔科王巧璋教授为患者进行检查治疗

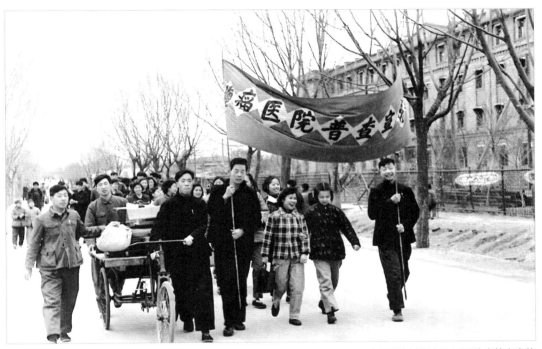

肿瘤医院科研人员开展肿瘤普查宣传

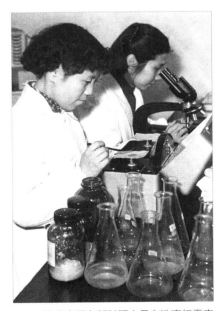

抗菌素研究所科研人员在选育红霉素

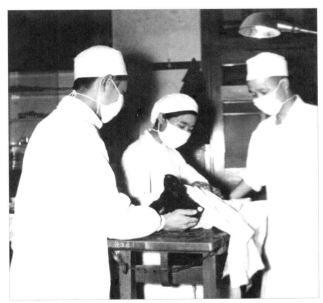

输血及血液学研究所科研人员在动物身上做止血疗效实验

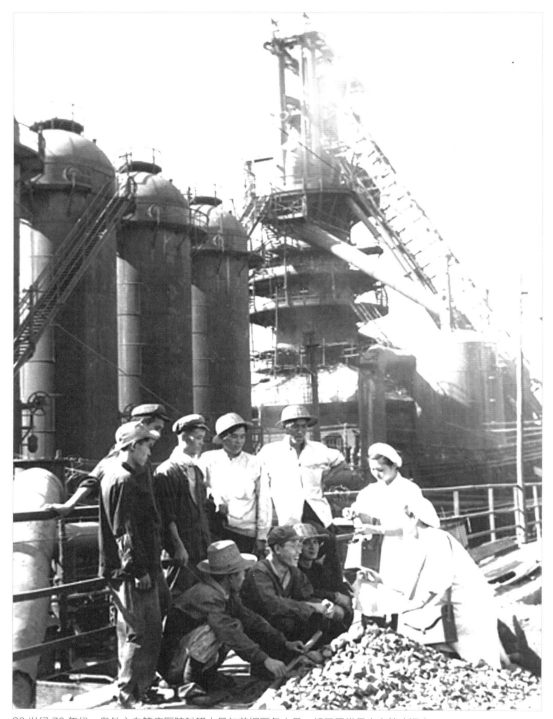

20 世纪 70 年代，阜外心血管病医院科研人员与首钢医务人员一起开展常见心血管病调查。

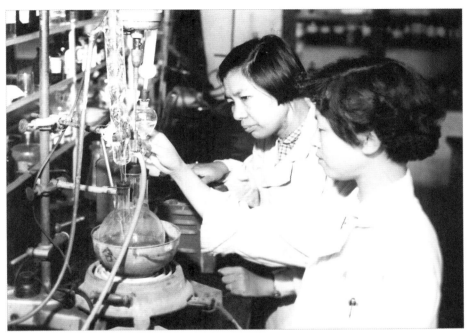

药物研究所黄量教授与同事进行合成肾上腺皮质激素实验

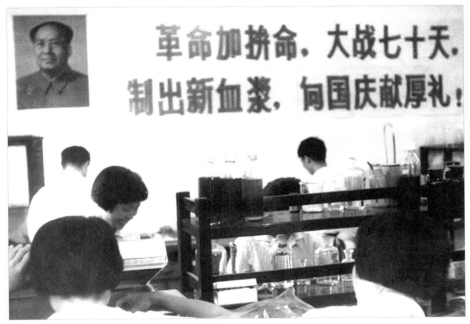

实验医学研究所科研人员研制成功动物代血浆"实研三号"

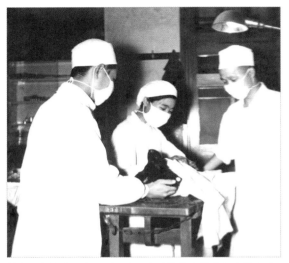

输血及血液学研究所科研人员在动物身上做止血疗效实验

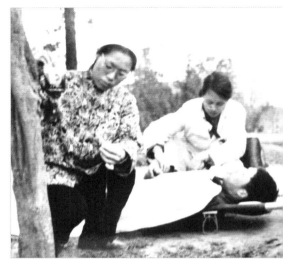

输血及血液学研究所科研人员进行战略血袋演示

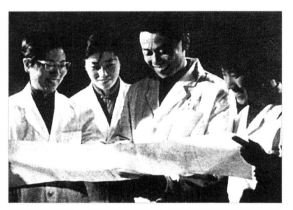

药物研究所科研人员看到山莨菪碱合成品与天然品的红外光谱图一致时个个喜上眉梢

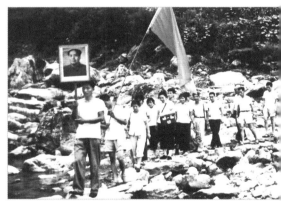

肿瘤医院医疗队下乡巡回医疗

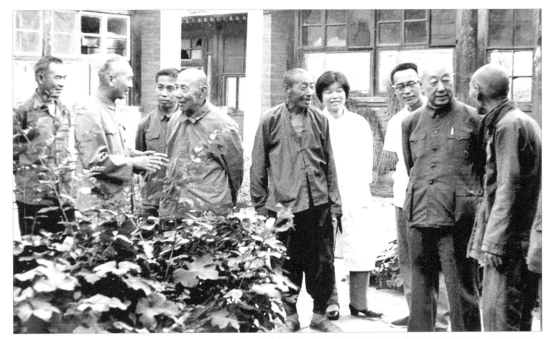

1978 年阜外心血管病医院吴英恺教授、蔡如升教授送医送药到农家。

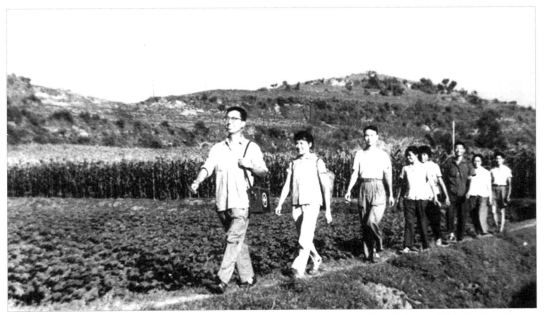

1970 年国务院下达攻克慢性气管炎任务，实验医学研究所等单位组织小分队轮流进驻简阳县解放公社巡回医疗，送医送药上门。

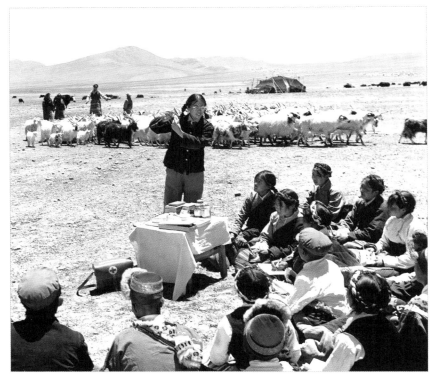

1976 年阜外医院刘庆红在阿里改则县藏族医生培训班上讲解药物应用

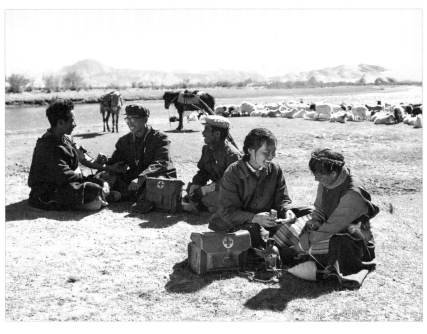

1976 年北京协和医院于宗河（左二）、阜外医院李瑞萍（右二），在阿里措勒县为牧民看病。

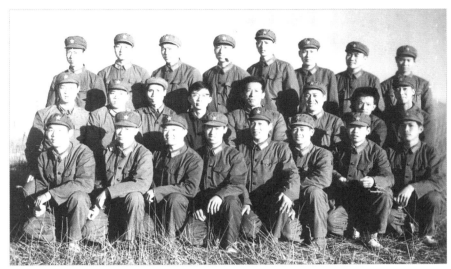

1975 年中国医学科学院高原病防治科研小分队赴青藏高原为青藏铁道官兵服务

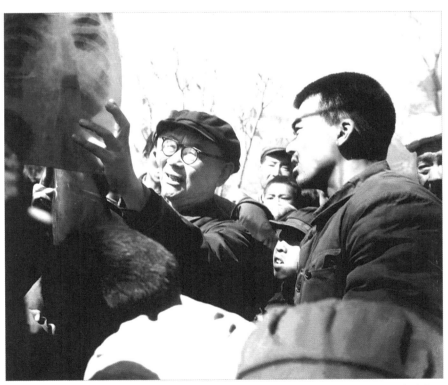

20 世纪 70 年代，在延安插队的知识青年孙立哲自学外科医术服务农民的事迹广为流传。1974 年 3 月下旬，黄家驷教授专程前往延安，与孙立哲讨论病例，观摩手术进行指导。

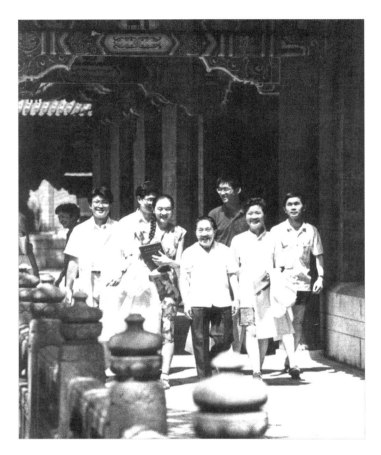

章央芬副校长与学生们在校园里

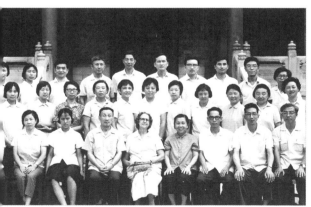

1978 年中国医学科学院举办第一期出国留学生英语训练班

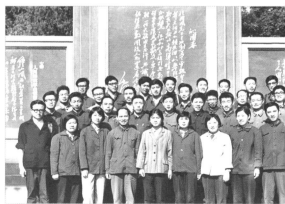

1979 年 9 月恢复研究生招生后，生化系招收的第一批研究生。

硕果盈庭

（1979—2000）

改革开放中的中国协和医科大学

1979 年 7 月，学校第三次复校。当年秋天开始以"中国首都医科大学"的名义招收医学预科学生，录取新生的平均分数高于北京市的其他高校。31 名新生于 9 月 1 日到北京大学报到，3 年后进入本科。

1980 年 12 月，经卫生部批准组成中国首都医科大学领导班子：黄家驷、林士笑分别兼任校长和党委书记。为了解决教师队伍分散在各研究机构，院校领导仍难统一的问题，学校党委会于 1982 年 4 月 5 日重新提出院校领导统一的方案，上报卫生部。1983 年 5 月 5 日卫生部正式批文：中国医学科学院和中国首都医科大学院校领导统一，一套机构，对外两块牌子；基础医学研究所既是研究所又是中国首都医科大学的基础医学部；首都医院（现北京协和医院）、临床医学研究所既是医院和研究所又是首都医科大学的临床医学部。1983 年 1 月领导班子调整，任命黄家驷为名誉院校长，吴阶平为院校长兼院校党委书记，1983 年 4 月任命冯佩之为院校党委书记，同时对机关职能部门进行了调整。

除了组织机构的调整外，学校在教学上还作了许多有益的改进和探索。1979 年至 1980 年间，举行了多次有关专家、教授、教师的会议，讨论学校重建后的培养目标和教学方针，认为应该吸收原学校和当今国内外医学院校的好经验，把八年制医科大学办好，着重培养学生的自学和独立思考能力，讲课内容要少而精，给学生足够的自学时间，加强自学方法的辅导，除用中文教材外，同时采用英文教材，提倡英语授课，教学计划内安排一段集中的时间进行科研方法的训练等。

1983 年，院校办公会决定成立"中国首都医科大学课程委员会"，1984 年 3 月 27 日确定了课程委员会的任务为：研究、制定、修改医本科的课程设置及教学计划，审定各教研室的教学大纲，研究并提出提高教学质量的意见和措施，研究与交流国内外医学教育方面的动态与经验。1984 年 11 月 7 日的医学教育研究小组会上，专门讨论了医本科外语教学的改革，决定一至三年级设公共外语课，第四年不再设置，但要求把提高外语水平的教学工作贯穿于本科教学的全部过程。

改进后的教学工作，既有对以往经验的总结延续，也有为适应我国社会主义教育特点和社会医学模式转变的要求而作出的调整。八年制医学本科教育过程仍分三个阶段进行：第一阶段是两年半的医预课程，在北京大学生物系学习，要求学生在综合大学环境中学好自然科学基础，选修人文科学；第二阶段是两年半的基础医学课程，在医大基础医学部学习，要求同医预课程衔接，学好基础医学课程和人文课程，初步掌握现代医学科研方法；第三阶段是三年的临床医学课程，在首都医院学习，实行导师制。前两年（即第六及第七学年）分组在主要临床科（内、外、妇、儿）及其他科轮转见习，最后一年为实习医生训练，在实习前安排部分时间到基层，通过卫生服务进行预防医学学习。具体的教学改进措施还包括：（1）增加课程门数，减少单门课时，精选内容；（2）培养学生自学和独立工作的能力；（3）加强基础和临床各科间的纵向和横向结合；（4）临床各科减少课堂讲课，加强临床实践和个别辅导，实行导师制。

为了办好医学教育，医大特别重视对教师的培养。复校后，以原学校的教师为主，增加基础医学研究所有关科技人员，组成基础医学各学科教学小组。此后，不仅从本校的毕业生中选拔品学兼优者留校任教，而且支持和选派大量教师出国进修学习。

1983年，由北京协和医学院1933届毕业生黄家驷、邓家栋等，发起组织了"协和之友"基金委员会，向国内外协和校友和关心本校的友好人士募捐，建立奖学基金，每年以其利息奖励优秀学生和教师。

20世纪90年代初，中国首都医科大学与北京市东城区和通县采取相互协作的方式，签订了长期合作协议，分别在朝阳门医院和通县卫生防疫站建立了城乡两个公共卫生现场教学基地，为学校医学专业八年制本科生的公共卫生教学服务。

除了医学本科教育，中国首都医科大学的研究生教育亦不断完善和发展。1981

年 11 月，国务院批准中国医学科学院和中国首都医科大学首批有权授予硕士学位学科专业 29 个，有权授予博士学位学科专业 16 个，博士生指导教师 39 人。1982 年，首批招收博士研究生 12 人。1982 年 2 月，组成了第一届院校学位评定委员会。同年 7 月，首次授予 265 名研究生硕士学位；1985 年 6 月，首次授予 11 名研究生博士学位。学位制度的建立，使研究生教育制度进一步规范和完善。

1985 年 1 月，院校领导班子进行调整，任命吴阶平为中国医学科学院名誉院长、中国协和医科大学名誉校长；任命顾方舟为中国医学科学院院长、中国协和医科大学校长兼党委书记；1986 年 5 月，钱昌年任中国医学科学院中国协和医科大学党委书记。

1985 年 6 月，中国首都医科大学更名为中国协和医科大学，恢复英文原名 Peking Union Medical College（简称 PUMC）。首都医院更名为北京协和医院。

1985 年，学校与澳大利亚的西澳大学医学院签订交换医学生临床见习的协议，每年 4 名，为期 6 周。1985 年与美国哈佛大学医学院签订协议，1987 年 4 月首次派两名八年级学生去该校学习三个月。

1986 年 4 月，国务院批准中国协和医科大学试办研究生院，同年 7 月开始运行。经过十年建设，于 1995 年通过了国家教委的合格评估，并于 1996 年 3 月经国家教委批准正式成立研究生院。研究生院的成立，标志着院校的研究生教育和学位工作发展到一个新的阶段，它不仅表现在招生规模有较大幅度增长，而且在层次配比上重点由硕士生逐步向博士生转移。

1986 年 8 月，院校教育工作会议上明确基础医学研究所逐步转化为医大本部，协和医院建成名副其实的教学医院，其方针为：在提高医疗质量的基础上，首先完成教学任务，同时积极开展科学研究工作。

1985 年 5 月，经卫生部和教育部批准，培养高级护理人才的护理系也重新建立，恢复了原来的护理本科教育，并于同年 8 月开始招生。每年招生 15 人，仍设有预科，原为一年半，后改为一年，设于首都师范大学生物系。护理本科原学制为四年，1988 年后按国家教委统一规定，改为五年制。在恢复护理本科的同时，中专水平的协和护校仍旧存在，本科及中专两种学制的护理教育并存。1995 年 10 月，经卫生部

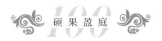

批准，中国协和医科大学护理系改建为护理学院，1996 年 8 月正式挂牌并开始招生。护理学院成立后，根据新的健康观念和医学科学发展的总趋势，在美国中华医学基金会的资助下，经国家教育部批准，全面改革了课程体系和教学内容并相应缩短了本科学制，由五年改为四年，专科和本科课程可以互相衔接，招生数量逐年扩大，同时开始招收硕士研究生。

改革开放为中国协和医科大学走向世界创造了条件。学校组织教师多批次前往国内外医学院校参观考察。1979 年 5 月，黄家驷借中美两国商讨联合建立北京医学中心的机会，率团访问美国。考察之余，他代表中国医学科学院与美国福利部签订了友好合作协定，建立了中国医学科学院与美国国立卫生研究院（NIH）之间的友好合作协定；与此同时，恢复了中国首都医科大学与约翰斯·霍普金斯大学医学院的传统校际友谊。1980 年 9 月，学校同美国约翰斯·霍普金斯大学医学院正式签署了合作协议，有计划地选派教师互访考察。黄家驷还与美国中华医学基金会董事会建立了联系，自此中国协和医科大学恢复了自 1951 年初与中华医学基金会中断了近 30 年的往来。1992 年开始，中华医学基金会重新资助协和选派青年教师赴国外进修学习，每年派出 6 至 8 人。

1992 年，卫生部对院校领导班子进行调整，巴德年任中国医学科学院中国协和医科大学院校长，1998 年刘晓程任院校党委书记。

1995 年，中国协和医科大学在对多所国际知名医学院校考察的基础上，设立了中国首个医学与理学双博士学位教育项目，该项目旨在加强对少数优秀学生基础、临床和科研能力的训练，培养出既有一定临床能力，又有独立科研能力的高层次医学科学人才。同年起，开始实行七转八项目，即从哈尔滨医科大学、四川大学华西医学部等 12 所医学院校的七年制医学生中，选拔六年级学生中的优秀生，按协和八年制教学计划训练两年完成学业后，按照协和八年制临床医学专业毕业，达到博士学位要求者授予医学博士学位。这些学生能到中国协和医科大学学习对他们是一种精神鼓励，对双方是一种学习竞争，增进了国内医学院之间的交流，避免近亲繁殖，为国家培养了知识结构多样化的高级医学人才，扩大了中国协和医科大学在国内医学界的影响。为了提高博士生的生源质量，中国协和医科大学改革招生办法，在博士生招生中，实行了优秀硕士生提前攻读博士学位、临床医学硕士研究生转博士生、允许具有硕士研究生毕业同等学力人员报考博士生、本院校优秀三年住院医师报考临床医学博士生、招收硕博连读"直博生"等办法。

中国协和医科大学为了继承老协和开展社区和乡村卫生教育的传统，第三次复校后成立了公共卫生及社会医学学系，逐步恢复了教学现场基地建设。1989 年中国协和医科大学与北京医科大学、中国预防医学科学院联合成立了公共卫生学院，共同承担研究生课程教学工作，其培养基地设在中国预防医学科学院，旨在培养对中国公共卫生实践有较深刻理解，具有管理才能和解决实际问题能力的应用型高级公共卫生人才。

继续教育是高等教育事业的重要组成部分，根据继续教育事业发展的需要，1998 年中国协和医科大学成立了成人教育学院，2003 年 10 月正式更名为继续教育学院。继续教育学院目前已形成成人高等学历教育、高等教育自学考试、继续医学教育项目培训等多种形式的教育体系，设有护理学、医学检验学、医学影像学三个专业。

第三次复校以来，在国家的大力支持以及改革开放营造的宽松氛围下，协和医大不仅在医学教育上继承与开创并行，在科研攻坚上亦取得了斐然的成绩。特别是在重大疾病，如食管癌、肝癌、肺癌、子宫颈癌、白血病、高血压、冠心病、动脉粥样硬化的病因学、发病学及防治研究等方面取得了重大进展，同时在实验研究与高发人群防治相结合方面也取得了突破性成果。

北京协和医院自 1978 年开始，对 1000 多例垂体瘤病例进行了深入研究，同时应用新方法、新技术诊断和治疗垂体瘤，显著提高了疗效，进入了国际先进行列；1985 年国内首例艾滋病患者在北京协和医院被发现；阜外心血管病医院 1988 年成功开展了体外循环下新生儿（14 天）室间隔缺损修补术，明显提高了婴幼儿先心病外科治疗整体水平；1986 年率先在国内开展了数字减影血管造影（DSA）和心血管磁共振成像（MRI）诊断的临床应用研究，这一研究成为国内影像学新技术应用的开拓性工作；1990 年在世界屋脊西藏开展首例体外循环下心脏直视手术获得成功；1992 年开始在国内首先开展冠状动脉支架置入术，对我国介入性心脏病学发展起到了重

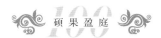

要作用；血液学研究所1986年完成中国首例自体干细胞移植取得成功；肿瘤医院关于食管癌前阶段的营养和药物阻断的研究，通过对河南林县近万名人群进行药物阻断性治疗试验，证明抗癌乙片和维胺酯具有显著阻断增生和癌变作用，为防治食管癌提供了一条新的途径，取得了重大突破；肿瘤医院在国内外首次从食管癌高发区的膳食中，分离并鉴定出能致动物食管癌的甲基苄基亚硝胺，证明膳食中亚硝胺摄入量与食管癌发病率呈正相关，用甲基苄基亚硝胺诱发出人食管上皮癌，取得了突破性成果。

基础医学研究所在国内外首次发现哺乳类红细胞胞质中，存在与自然去核有关的"生长调节因子"（去核调节因子），并从兔网织红细胞中得到了纯化的高活性物质，微量即可完全抑制细胞分裂，以新的思路取得了独创性进展；肿瘤医院关于建立和发展化学致癌物、促癌物和抗癌物质检测技术的研究，取得了较好的成绩；基础医学研究所关于SOD基因工程和表皮生长因子的研究都已得到高效表达，建立了多种表达体系及基因文库，同时还建立了细胞库、菌种保藏中心等基础设施。

药物研究所研究的环菌甲素、抗病毒新药肽丁胺；放射医学研究所对医疗照射卫生防护及频数、剂量的研究；医学生物学研究所与浙江医科院合作研制成功甲肝疫苗；药用植物研究所大面积西洋参栽培成功；输血医学研究所开发研究的利凡诺与酒精合并应用提取出血清白蛋白技术；微循环研究所开发出活体微循环、大循环多参数同步监测及电脑数据分析系统；医学实验动物研究所建立了完善的微生物、遗传监测系统；生物医学工程研究所研制的高分子羊肠线取得了初步效益；医学情报研究所建立的医学情报网络中心，为全国医疗卫生工作提供服务；药物研究所圆满完成了亚运会兴奋剂检测及性别检查任务，为国家争得了荣誉。

1983年8月1日，经国务院批准，将中国医学科学院所属卫生研究所、流行病学与微生物学研究所、病毒学研究所、寄生虫病研究所、环境卫生监测站、食品卫生检疫所及卫生部工业卫生实验所等七个单位整建制划出、组建中国预防医学中心。儿科研究所整建制转入北京市。

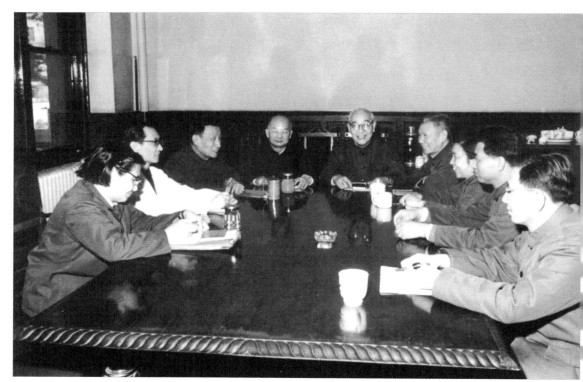

1979年第三次复校，学校领导召开第一次会议。左起为校领导：方志西、陈敏章、邓家栋、林士笑、黄家驷、董炳琨、章央芬，卫生部教育司领导许文博、陈明光。

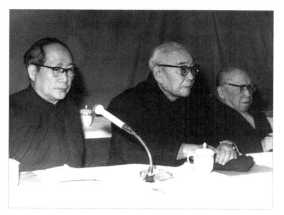

1980年2月，左起：沈其震、黄家驷、张孝骞在中国医学科学院召开的第一届学术委员会第二次会议上。

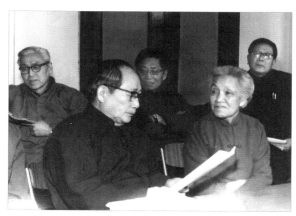

1980年2月，沈其震、林巧稚在中国医学科学院召开的第一届学术委员会第二次会议上。

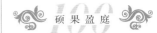

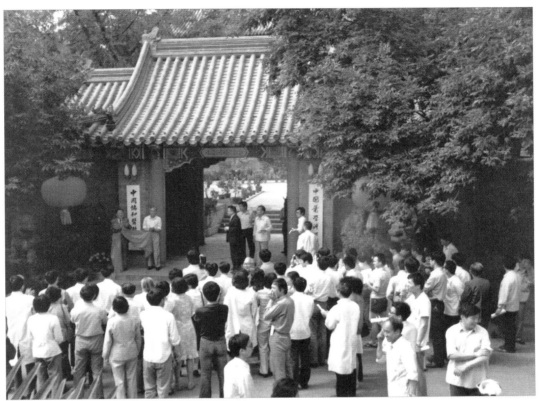

1985年6月6日,中国首都医科大学更名为中国协和医科大学,名誉院校长吴阶平、院校长顾方舟为新校牌揭彩。

多年来,院校老领导以高度的政治责任感和历史使命感关心着院校的发展,为推动院校医教研各项事业的不断进步继续贡献着经验和智慧,在各个时期都发挥了积极的作用。图为1997年,部分离休老领导合影。前排左起:刘涤尘、方志西、齐涛、黄乎、章央芬、冯佩之、韦木;后排左起:张家谦、傅永显、董炳琨、李子和、李文义。

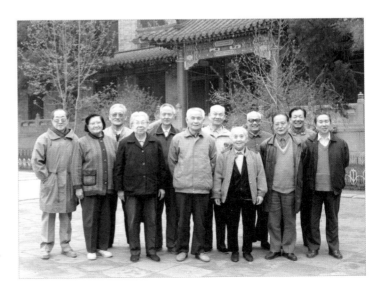

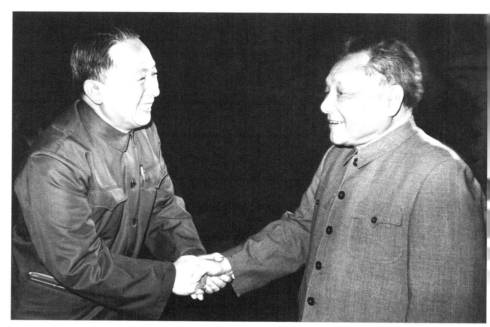

1981 年，邓小平与吴阶平亲切握手。

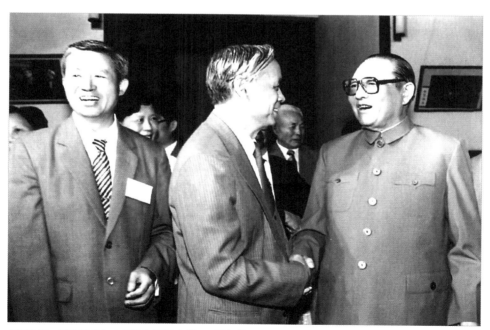

1987 年，习仲勋参加中国协和医科大学 70 周年校庆时会见院校领导。

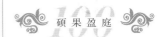

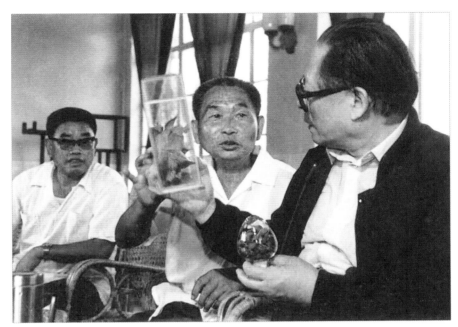

1989 年，江泽民视察药用植物研究所云南分所，听取周庆年所长汇报工作。

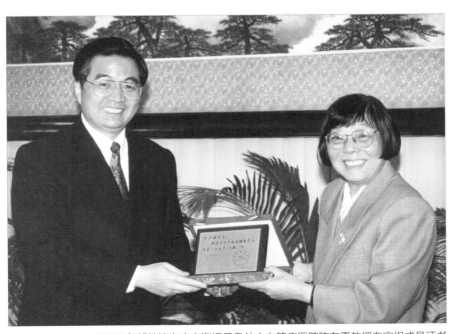

1997 年胡锦涛在中南海授予阜外心血管病医院陈在嘉教授专家组成员证书

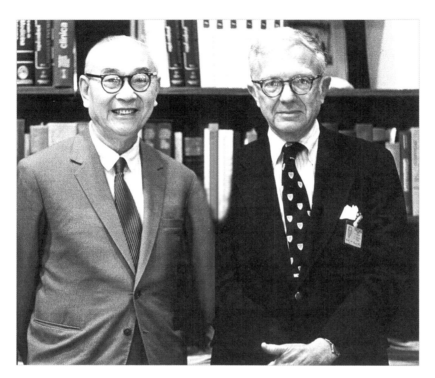

1979 年黄家驷校长访美，实现了与约翰·霍普金斯大学医学院校长理查德·罗斯历史性的会见，恢复了该校与中国首都医科大学 60 余年的传统友谊。

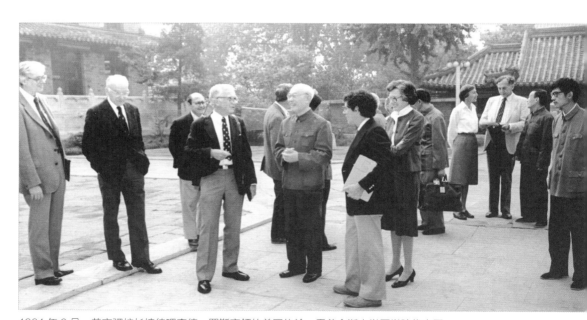

1981 年 9 月，黄家驷校长接待理查德·罗斯率领的美国约翰·霍普金斯大学医学院代表团。

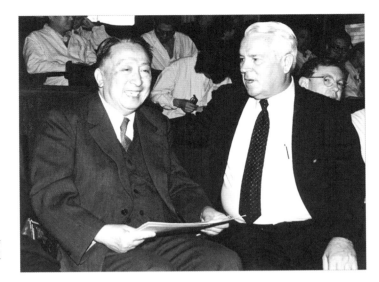

1982 年 9 月，在医学教育研讨会上吴阶平与美国中华医学基金会主席翁格莱亲切交谈。

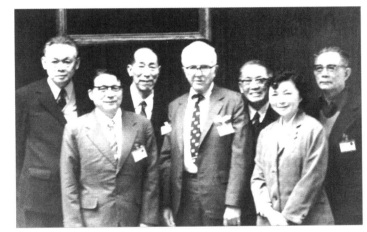

1983 年 4 月，中国首都医科大学医学教育考察团赴美国考察医学教育。左起：周华康、罗慰慈、王德修；右起：何观清、汤兰芳、曾宪九。

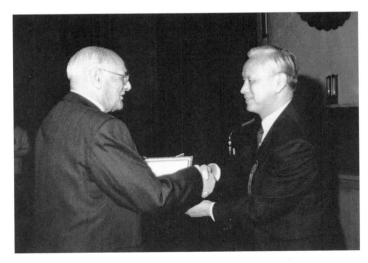

1991 年 12 月，院校长顾方舟向马耳他总统文森特·塔博恩（Vincent Tabone）颁发中国协和医科大学名誉医学博士证书。

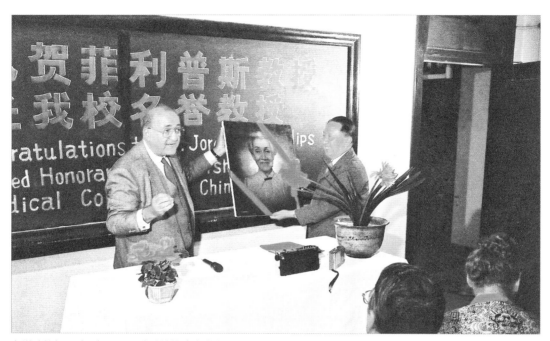

名誉院校长吴阶平授予国际腹腔镜协会主席尤丹·菲利普斯中国协和医科大学名誉教授称号

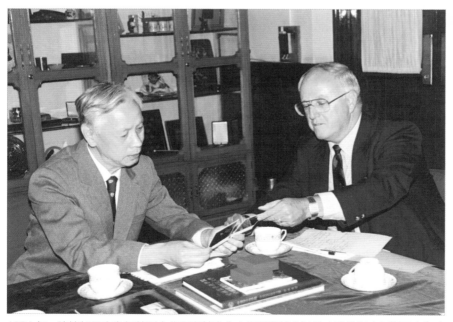

1991年，院校长顾方舟与美国中华医学基金会主席索耶博士讨论病毒性肝炎医学研究资助项目。

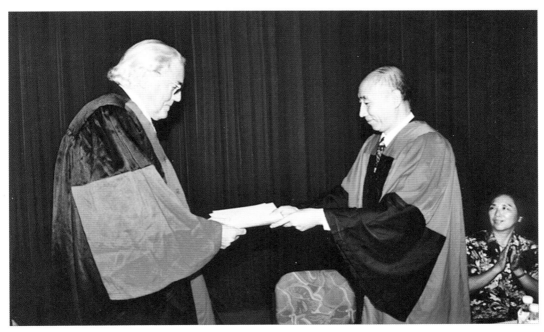

1998 年 9 月，院校长巴德年向美国中华医学基金会董事会主席布坎南颁发中国协和医科大学名誉医学博士证书。

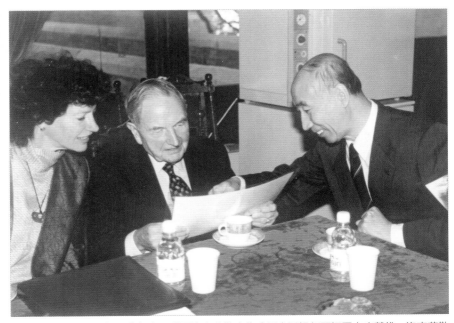

1998 年 9 月，院校长巴德年会见美国洛克菲勒家族成员大通银行顾问团主席戴维·洛克菲勒（David Rockefeller）和他的女儿洛克菲勒基金会会长等。

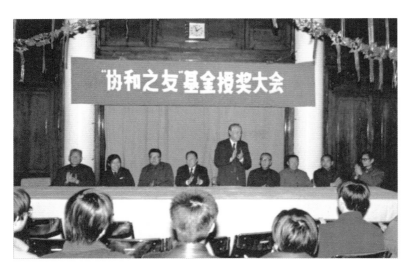

"协和之友"基金会于
1983年由邓家栋、黄家驷等
1933届毕业同学与其他老校友、
老教师等共同倡议发起并各自
捐款，1984年3月10日正式成
立，选举黄家驷为基金会主席，
吴阶平、王琇瑛为副主席。基
金会的基金主要用于奖励成绩
优秀的学生和优秀教师。198
年12月13日，"协和之友"基
金会举行首次授奖大会。学生
房芳、贾然，教师王德修获奖。

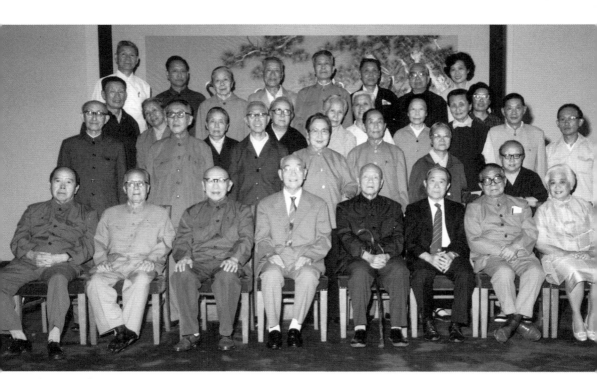

"协和之友"基金会成员合影

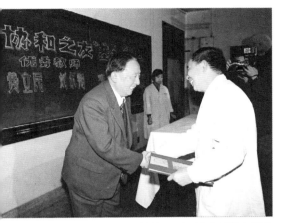

1986 年名誉院校长吴阶平为优秀教师颁奖

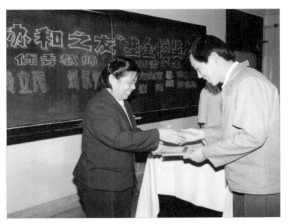

1986 年副院校长戴玉华为优秀学生颁奖

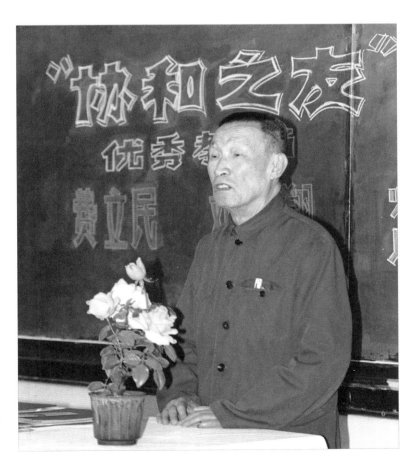

1986 年副院校长邓家栋在
“协和之友”基金会颁奖大
会上讲话

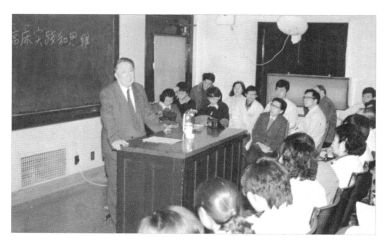

名誉院校长吴阶平为医大学生
作"临床实践和思维"的演讲

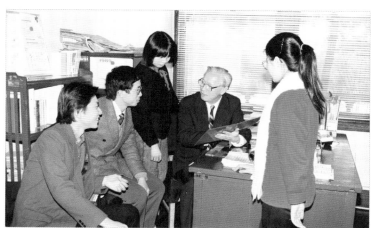

院校长顾方舟指导研究生

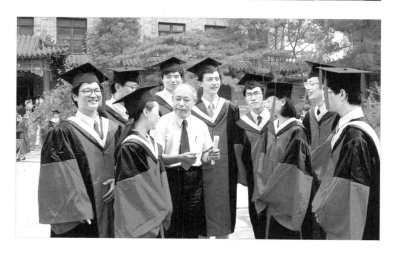

教务长郑超强教授与毕业生在
一起

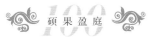

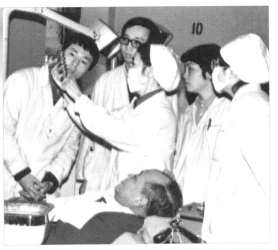

临床医学部教师对医学生进行床边教学辅导

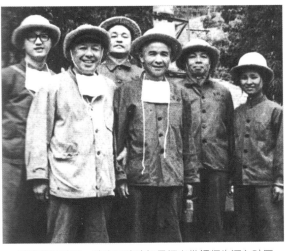

副院校长黄乎、肿瘤医院院长吴桓兴带领师生深入矿区。

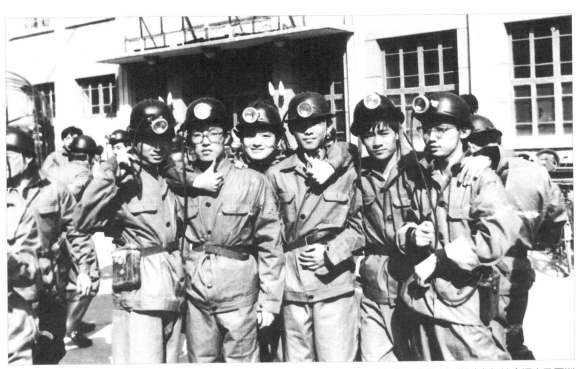

1984 年医学生在大同煤矿参加社会调查及军训

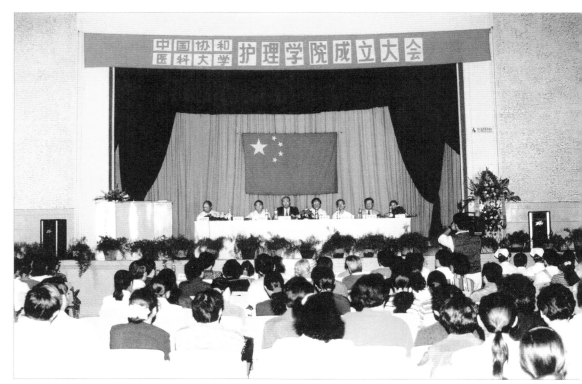

1996 年中国协和医科大学护理学院成立

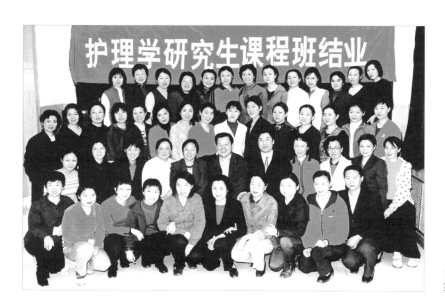

1999 年护理学院开办
第一届研究生课程班

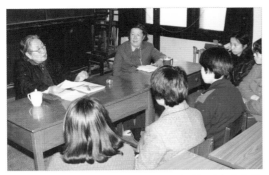

我国第一位南丁格尔奖获得者王琇瑛教授（左）为护理系同学讲课

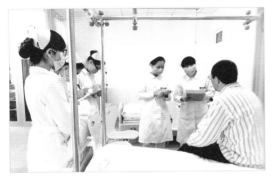

护理系学生进行"标准化病人"课堂训练

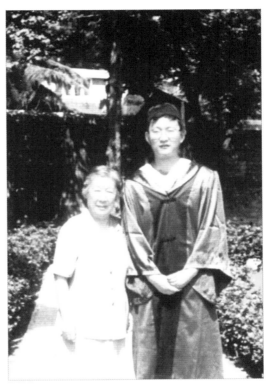

护理学院董兵师从于我国护理学专家潘孟昭教授，1999年7月，成为我国第一位自己培养的男护理硕士。

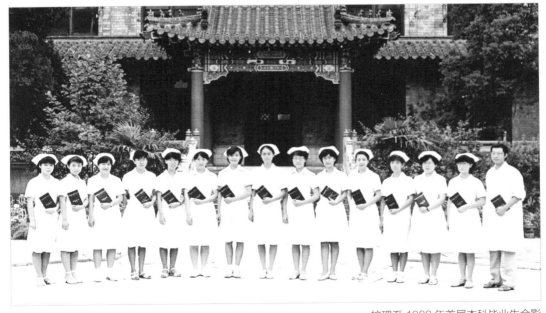

护理系 1989 年首届本科毕业生合影

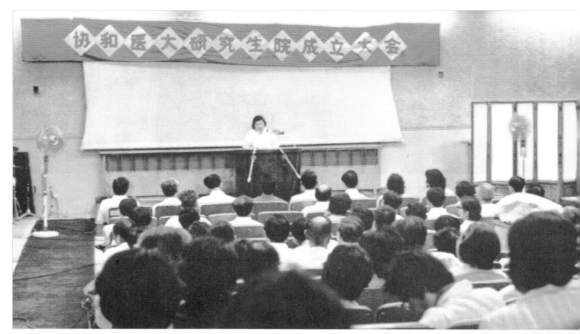

1986 年研究生院成立（试办），副院校长兼研究生院副院长戴玉华教授在成立大会上讲话。

1996 年，中国协和医科大学研究生院正式成立，图为学校举行研究生院成立十周年庆典。

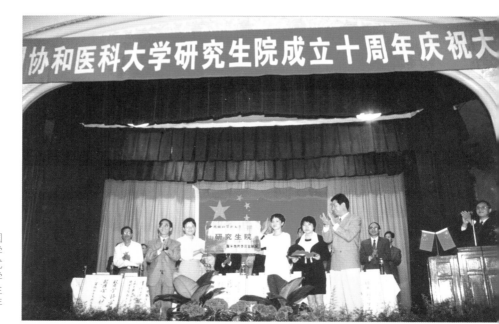

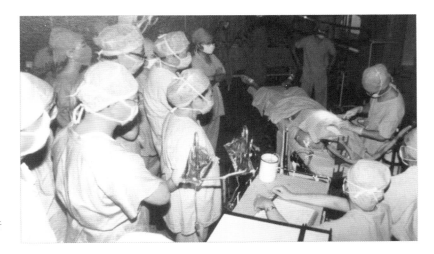

临床医学研究生在进行
临床技能考核

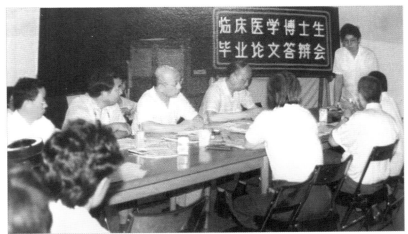

临床医学博士生进行毕
业论文答辩

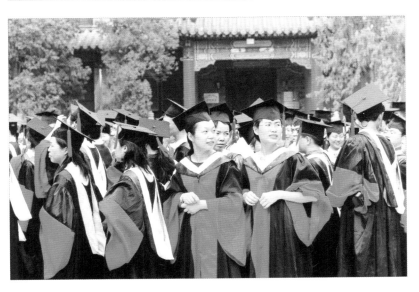

研究生毕业典礼

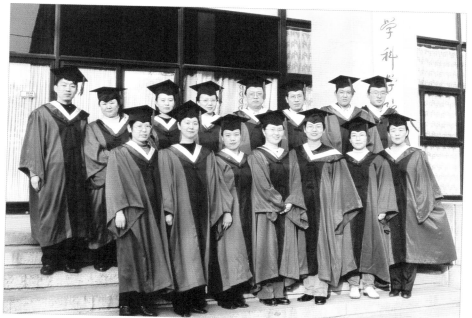

1989 年成立公共卫生学院

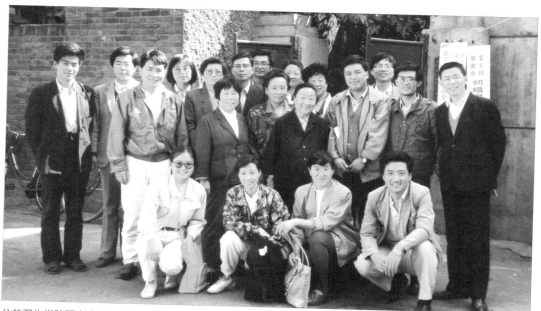

公共卫生学院研究生赴天津和平区了解社区慢性病防治工作

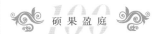

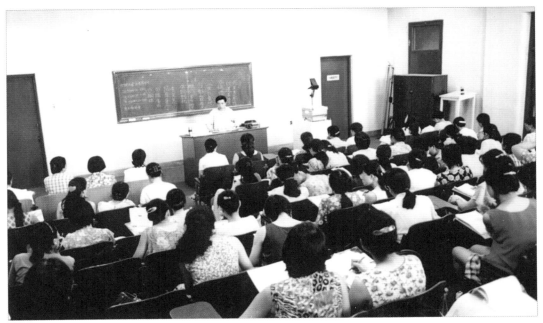

1998 年成立成人教育学院，图为教师在成人继续教育课堂上授课

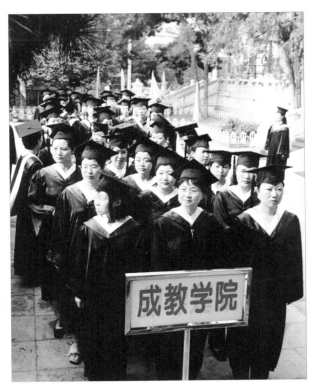

成人教育学院毕业生参加毕业典礼

为了促进我国医学事业的发展，进一步发挥中国医学科学院中国协和医科大学"国家队"的作用，1993年院校设立中国医学科学奖，面向全国，旨在奖励为我国医药卫生事业的发展与进步做出重要贡献的科学家。

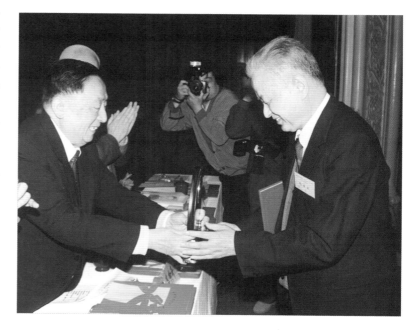

1994年名誉院校长吴阶平为荣获首届中国医学科学奖的我国著名天然药物结构化学家、中国科学院院士、中国医学科学院药物研究所研究员梁晓天颁奖。

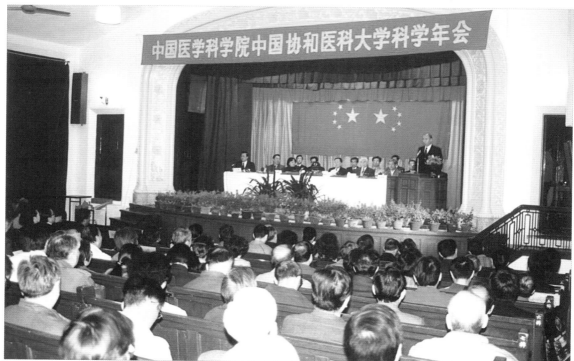

1994年11月2日，中国医学科学院中国协和医科大学召开首届科学年会。

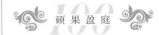
1998 年 7 月 15 日，中国协和医科大学医学博士刘勇、周漪被授予理学博士学位，成为我国双博士学位制的首批毕业生。中国协和医科大学 1995 年设立双博士学位制，旨在加强对少数优秀学生基础、临床和科研能力的训练，培养出既有一定临床能力，又有独立科研能力的高层次医学科学人才。

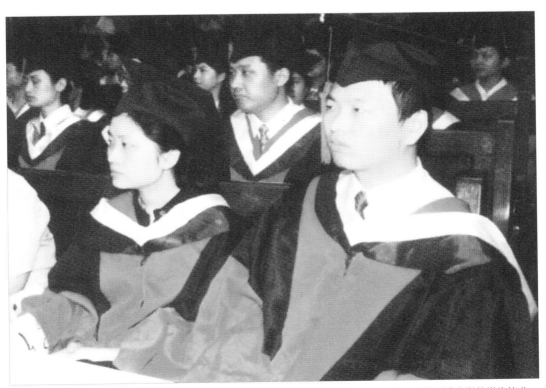

1998 年院校第一届医学、理学双博士学位学生毕业。

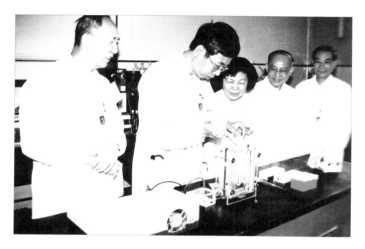

北京协和医院消化内科陈元方教授主持的"胃肠激素及其受体的基础和临床研究"荣获 1993 年国家科技进步二等奖。图为课题组成员在进行激素受体实验。

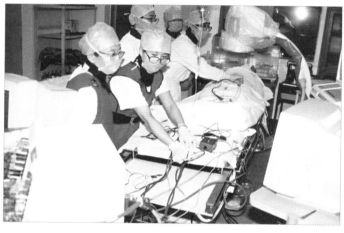

北京协和医院心内科吴宁教授等人合作的"射频消融治疗快速性心律失常仪器及临床应用研究"荣获 1995 年国家科技进步二等奖。图为课题组成员在为病人做射频治疗。

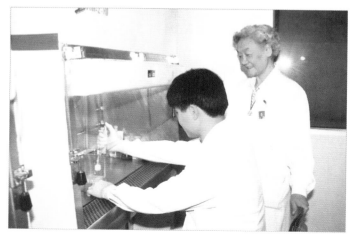

北京协和医院感染科 1985 年报告了国内发现的首例外宾艾滋病病例，继而又报告了我国第一例由性传播的抗 HIV 阳性病例和献血员中 HIV 阳性首例。图为科主任王爱霞教授在 P3 实验室指导青年医师做试验。

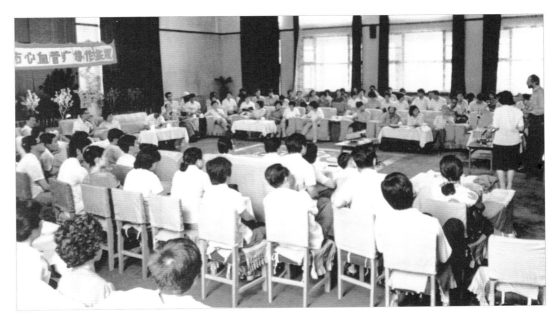

阜外医院举行九省市心血管流行病
协作会议

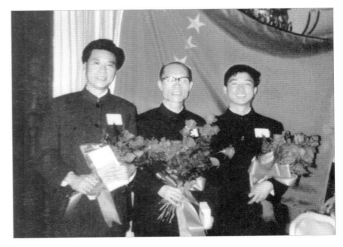

肿瘤医院孙宗棠教授于 20 世纪 70 年代
创建放射火箭电泳，对高发区肝癌进行
早诊早治，证实了通过免疫途径可显著
提高肝癌患者的生存率，1979 年荣获
美国颁发的"肿瘤免疫奖"。

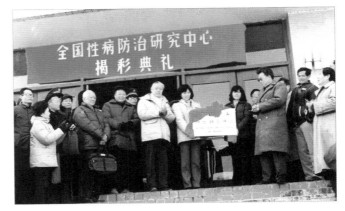

1986 年，卫生部在皮肤病研究所设立
全国性病防治研究中心。

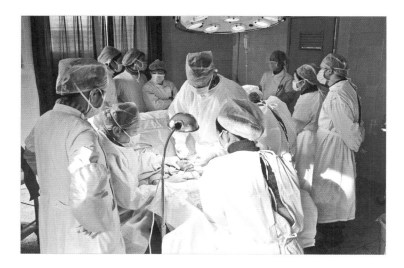

皮肤病研究所张国成教授进行麻风畸残手术

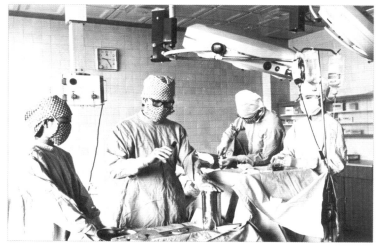

血液病医院严文伟教授在国内率先开展造血干细胞自体移植手术

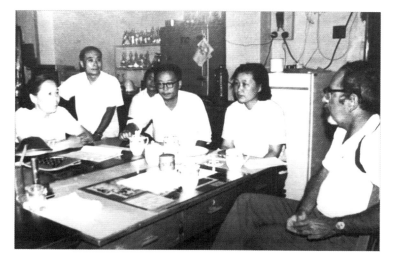

基础医学研究所蔡良婉教授等关于 SOD 基因工程和表皮生长因子的研究取得进展，建立了多种表达体系及基因文库、细胞库等设施。

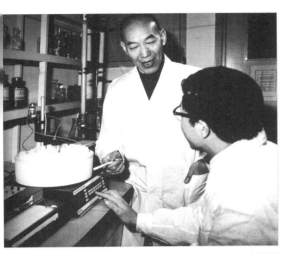

1984 年，药物研究所宋振玉教授指导研究生做强心药与心脏结合实验。

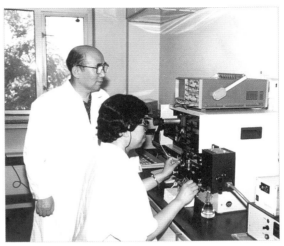

药物研究所韩锐教授在实验室工作，他参与研究成功的甲酰溶肉瘤素（N- 甲）是中国第一个抗癌新药。

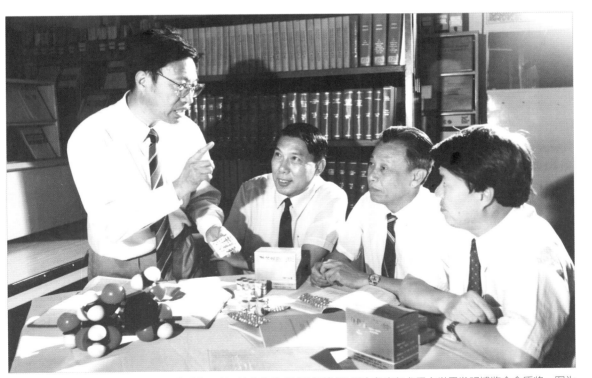

药物研究所首创治疗肝炎新药联苯双酯，该药荣获 1986 年第 35 届布鲁塞尔尤里卡世界发明博览会金质奖，图为专家们在研究新药的发展。

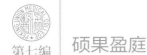
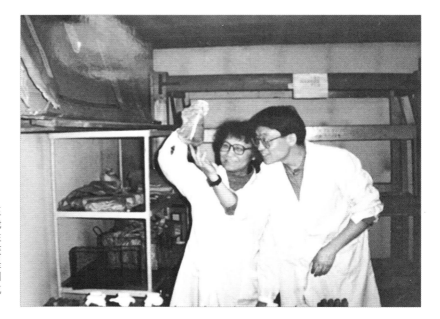

医药生物技术研究所王以光教授率队研发的我国新型大环内酯类抗生素——比特霉素，荣获三项国家发明专利，是世界上第一个采用基因工程技术研制成功的抗生素。

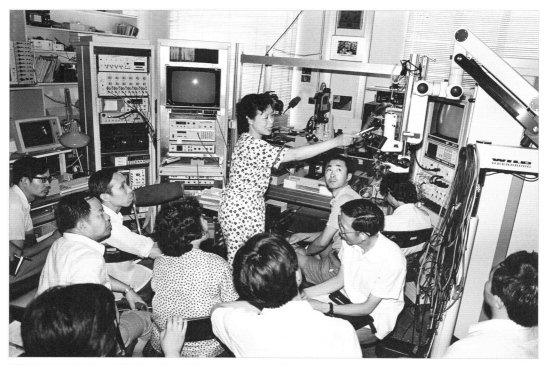

微循环研究所修瑞娟教授通过体外实验发现，国产药物山莨菪碱同时具有抑制血液中血小板和粒细胞聚集及血栓素合成的作用。这一成果获 1983 年卫生部重大科技成果甲级奖。

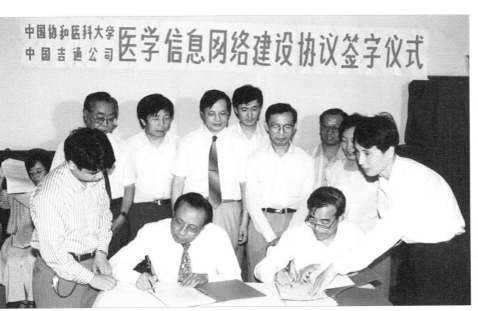

医学情报研究所与中国吉通公司开展医学信息网络建设，为全国医疗卫生工作提供服务。

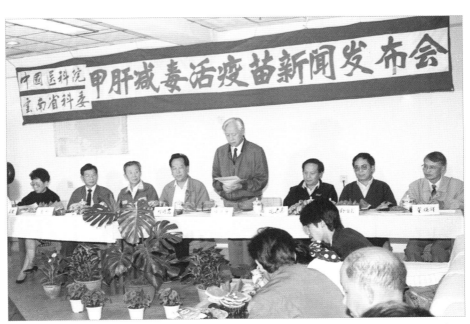

医学生物学研究所研制的甲型肝炎减毒活疫苗于 1994 年获得"国家级新产品"称号。1996 年，获得卫生部批准生产文号，取得显著社会效益及经济效益。该项研究成果 1993 年荣获国家发明二等奖。

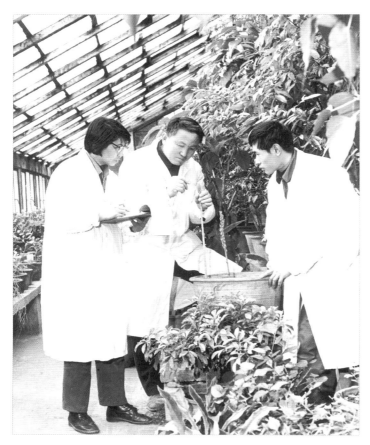

1983年，药用植物研究所徐锦堂研究员在进行天麻开花期人工授粉。20多年来徐锦堂坚持走科研与生产相结合的道路，在黄连和天麻的栽培技术及推广方面取得重大成果。

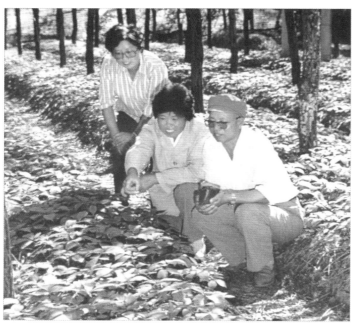

1988年，药用植物学家刘铁城深入怀柔县指导农民西洋参栽培技术，该成果为国家节省了大量外汇，也使当地农民走上富裕之路。

使命召唤

(2000—2021)

步入 21 世纪跨越式发展

　　2000 年开始，卫生部对院校领导班子进行了几次调整。2000 年 11 月祁国明兼任中国医学科学院中国协和医科大学党委书记；2001 年 7 月刘德培任院校长、刘谦任院校党委书记；2008 年 1 月李立明任院校党委书记；2012 年 1 月曹雪涛任中国医学科学院院长，曾益新任北京协和医学院校长；2015 年 12 月曹雪涛任院校长，2016 年 7 月李国勤任院校党委书记；2018 年 1 月王辰任院校长；2019 年 7 月吴沛新任院校党委书记；2021 年 3 月，姚建红任院校党委书记。

　　进入 21 世纪，面对千载难逢的发展机遇，院校确立了全新的战略目标：把北京协和医学院建设成为国内一流、国际知名、以精英教育为特色的研究型医学院校；把中国医学科学院建设成为中国医学科学研究创新体系核心基地和新型国家医学科学院。2006 年 9 月 5 日，根据《清华大学和中国协和医科大学关于落实两部协议的实施意见》，中国协和医科大学与清华大学实行共建，中国协和医科大学更名为"北京协和医学院（清华大学医学部）"，英文名称为"Peking Union Medical College, Tsinghua University"，北京协和医学院（清华大学医学部）仍为独立法人，学科建设由清华大学纳入"211"和"985"工程建设行列。

　　中国医学科学院与北京协和医学院继续实行院校合一的管理体制，中国医学科学院为北京协和医学院提供雄厚的师资和技术力量，北京协和医学院为中国医学科学院培养高层次的人才，相互依托，优势互补，教研相长。院校现有 19 个研究所、6 家临床医院、9 所学院组成学校的教学系统，包括基础医学院、临床医学院、护理学院、研究生院、继续教育学院、群医学及公共卫生学院、卫生健康管理政策学院以及人文和社会科学学院。其中，基础医学院、临床医学院和护理学院为我校本科教学主体单位。学校设有八年制临床医学和护理学 2 个本科专业。一级博士学位授权学科 6 个，硕士学位授权学科 52 个，博士后流动站 6 个；国家级重点学科 18 个；

国家重点实验室 5 个，国家级研究基地和中心 17 个，成为唯一的国家级综合性医学科学研究机构，形成了覆盖基础—临床—药学—预防的医学科技创新集群，铸造了世界范围内独特的医教研产防全面布局、科教融合、协同发展的模式。

2012 年，财政部推行小规模特色办学高校试点，北京协和医学院成为国内获得小规模特色办学经费支持的唯一一所医学院校。学校始终坚持小规模招生、高层次培养、高质量输出的办学宗旨，在长期的办学实践中，凝练出"坚持医学精英教育、实行高进优教严出、注重能力素质培养、强调'三高'、'三基'、'三严'，开放办学博采众长、传扬优良文化传统"的办学特色，引领中国医学教育发展模式，积极探索培养多学科背景的临床医学人才，为国家输送了一大批医学大家和优秀领军人才，带动了中国医学科技、医疗服务、医学教育事业、医学普及宣传和医学管理的全面进步，先后涌现出中国科学院、中国工程院两院院士 49 位，现在仍有 24 位辛勤工作在院校医教研的各个领域。名教授、图书馆和病案室被誉为"协和三宝"，是协和人长期积累和不断开拓的成果，更是协和的标志和骄傲。

由于历史原因，学校历经三次停办和三次复校，但医学精英教育的办学思想却矢志不移，并随着时代发展和社会需要，不断总结、补充和完善，在办学实践中传承和发展。在新的历史条件下，学校继续传承医学精英教育的办学思想，采取适当措施，如增设科研训练课，加强与综合性大学的合作，重建和扩大国际交流，加强研究生教育等，使医学精英教育思想在新形势下有了进一步的体现和发展。

随着我国高等医学教育改革不断深入，学校确定了新时期的办学指导思想。即：全面贯彻国家教育和卫生健康工作的指导方针，继承协和优良的办学传统，坚持医学精英教育，发扬服务全国、面向世界的奉献精神，遵循并探索医学科学发展和人才成长的规律，不断推进教育、科研、医疗服务的改革和创新，大力加强国内外人才交流与学术交流，使北京协和医学院成为培养有创新能力的高素质医学人才，深入开展前沿性和基础性医学科学研究，提供高水平医疗卫生服务和咨询的医教研全面发展、全国一流、世界知名的研究型医学学府。医学精英教育是我校一贯坚持的办学理念，是学校办学历史的深厚积淀和高度凝练。

学校从院校一体的实际和特点出发，正确认识教学、医疗、科研三者之间的关系，在教学主体单位坚持教学中心地位，进一步明确了教学主体单位的任务方针：即基础医学院在搞好教学工作的前提下，积极开展科研工作；临床医学院在提高医疗质量的基础上，首先完成教学任务，积极开展科研工作；护理学院在搞好护理本、专科教育的基础上，积极开展研究生教育，加强护理师资培训和护理科研工作。学校非本科教学主体单位普遍有研究生教学任务，同时对全日制本科教学起着支撑和丰富教学资源的作用。在实际工作中，积极鼓励和充分发挥对本科教学的支撑作用，努力提高研究生教育水平，努力营造全院校重视教学的生态环境。

北京协和医学院优良的教学传统是西方医学教育传统和中华文化传统的结合，是国家教育方针的实际贯彻，是协和人实践经验的不断总结。协和精神、协和文化与传统是学校宝贵的财富和不竭的动力，是每个协和人的精神支柱和思想基础。协和之所以四起三落而不衰，关键在于其医学精英教育的精神常驻，其文化与传统的传承和发扬。协和的优良传统形成了良好的文化氛围，超越了制度的范畴，给置身于其中的人们以稳固的保障。"严谨、博精、创新、奉献"的精神，"勤、慎、警、护"四字箴训等构成了协和的思想精髓，内化在思想里，外显在行动上，使协和的理念和特色得以传承和发扬。

院校的发展历程，充分体现了党中央把保障人民健康和争取民族独立、实现人民解放紧紧相连的国家意志。在党的领导下，中国医学科学院北京协和医学院始终坚持符合中国国情的卫生发展道路，积极响应国家各个时期疾病防控的重大需求，所属临床医院和研究所院深度融合，注重转化，服务一线，成绩显著。甲肝疫苗研制成功，人工麝香、联苯双酯、双环醇、紫杉醇、丁苯酞等多种新药陆续上市，取得了巨大的经济效益和社会效益。高难度先天性心脏病、冠心病各类手术接连成功，开展了多项具有重大国际影响力的心血管病防治大规模多中心临床研究，心脑血管疾病防治水平显著提高。国内共发现单基因病致病基因 60 余个，其中四分之一是协和系统发现的。世界上首次从胎盘分离干细胞获得成功，间充质干细胞治疗小腿供血障碍性坏死等疾病已取得良好效果。小檗碱的降脂降糖作用的发现，将开辟代谢障碍性疾病防治新途径。肿瘤防治长期随访大样本队列研究，为了解我国肿瘤病因、掌握肿瘤发病流行规律和建立完善防治策略提供了有力支撑。在食管癌等重要肿瘤基因组学研究方面取得多项突破，完成多项抗癌新药的临床试验研究，连续获得国家科技进步一等奖。建立完善了疫苗研发体系，世界首个预防小儿手足口病的 EV71 疫苗和脊髓灰质炎病毒灭活 Sabin 株疫苗已批准上市。"海南粗榧抗癌有效成分的研究"、"兴奋剂检测方法的研究与实施"、"食管癌规范化治疗关键技术的研究及应用推广"、"人工麝香研制及其产业化"等多项成果作为第一完成单位获得国家科技进步一等奖。"免疫细胞分化发育与功能调控新机制研究"、"炎症消退和免疫稳态调控的新机制研究"，分别入选 2014 年度和 2015 年度中国高校十大科技进展。

突出"国家队"作用，建设高端医学科研平台。协和筹建医学领域首个国家实验室，转化医学国家重大科技基础设施（北京协和医院）和 3 个国家临床医学研究中心获批建设。建立了国家人口与健康数据共享平台，在灵长类动物基地、疾病动物模型平台、医学信息平台、药用微生物资源库、药用植物资源库、生物样本库、干细胞库等方面形成一批国家资源平台。圆满完成国内急性传染病防治任务，如严重急性呼吸道综合征（SARS），甲型 H1N1 流感，人感染 H5N1、H7N9 和 H10N8 等禽流感，输入性脊髓灰质炎应急防控以及援助非洲抗击埃博拉等多项重大应急任务。

主动交流开放共赢，体现出院校在国际交往中海纳百川的宽广胸襟。院校从国家卫生外交战略大局出发，积极参与多层级的国际合作，先后与美国哈佛大学医学院、约翰斯·霍普金斯大学医学院、英国牛津大学医学院、瑞典卡罗琳斯卡医学院、密西根大学医学院、澳大利亚墨尔本大学、法国梅里埃研究院、非洲马里等多所医学院校及机构开展深度合作，并逐步在国际重要医学组织中担任领导职务。积极响应国家"一带一路"倡议，实施"走进非洲，牵手东南亚，开拓中亚"，将优势医学科技资源转化为服务国家外交战略的强大力量。

北京协和医学院自建校以来，在国家和民族需要的每一个重要历史关头，都能及时出现在祖国最需要的岗位上。在抗日战争及抗美援朝的战场上，在消灭传染病、地方病的殊死战斗中，在洪灾和地震的最前沿，在抗击非典、埃博拉的第一线，在援疆援藏的任务中，协和人始终以国家需要、民族利益为己任，临危受命，挽狂澜于既倒，用自己的实际行动诠释了爱国、奉献的真谛，为保护人民的生命和健康做出了重要的贡献。

国家医药卫生事业发展战略是国家医药发展的旗帜与宏伟蓝图，协和在"健康中国 2020"、医药卫生"863"、"973"、国家重大专项以及中国医疗体制改革等相关战略的制定、实施、评估、验收等方面均起到了核心作用。

世纪协和，风雨兼程。历览沧桑，铸就辉煌。国家科技创新大会，向全国人民发出了向科技强国进军的伟大号召，习近平总书记更是以高瞻远瞩的战略眼光，希望院校抓住机遇、迎难而上，努力把中国医学科学院建设成为中国医学科技创新体系的核心基地。为院校的未来发展指明了奋进的目标和方向。

展望未来，我们充满信心！中国医学科学院北京协和医学院决不辜负习近平总书记的重托和期望，不忘初心，再上征途，在努力创建一流大学、一流学科的"双一流"建设中，传承卓越，引领创新，与祖国和人民同呼吸、共命运，努力成为实现"健康梦"和"中国梦"战略性创新力量，为把院校建设成为我国医学科技创新体系的核心基地而努力奋斗，为建设健康中国和科技强国，为实现"两个一百年"奋斗目标做出新的更大的贡献。

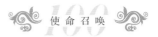
　　为贯彻落实我国普通高等教育规划纲要，切实推进高等教育内涵式发展，提高本科教学水平和人才培养质量，教育部于2006年4月对学校本科教学工作进行评估，在全校师生员工的共同努力下，中国协和医科大学本科教学工作水平评估取得优秀成绩。

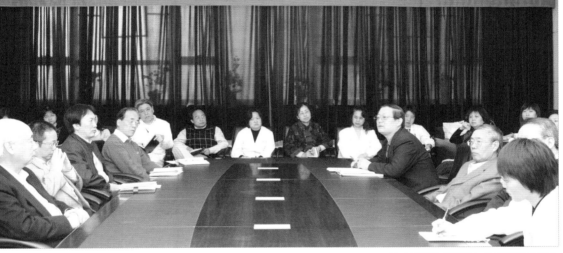

基础医学院教师参加教学评估座谈会

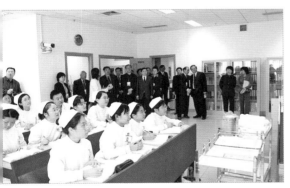

教学评估组专家在护理学院考察

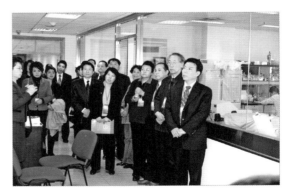

教学评估组专家考察基础医学院实验室

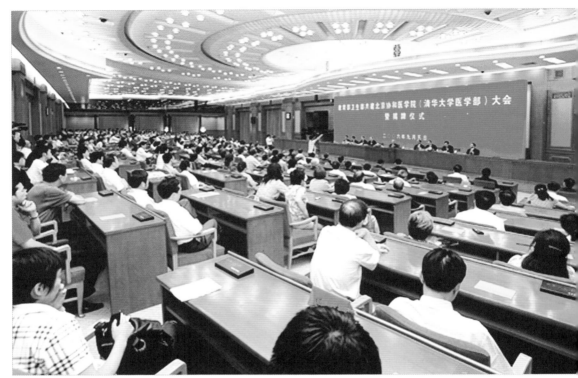

2006年9月5日，"教育部、卫生部共建北京协和医学院（清华大学医学部）大会暨揭牌仪式"在北京人民大会堂隆重举行。

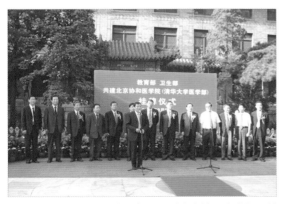

2006年9月5日，在中国协和医科大学校园内举行了共建北京协和医学院（清华大学医学部）挂牌仪式。挂牌仪式由教育部直属高校司高文兵司长主持，中国协和医科大学党委书记刘谦、清华大学党委书记陈希分别致辞。

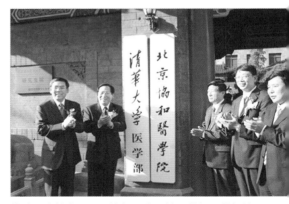

挂牌仪式结束后，两校领导为悬挂于校门口的新校牌揭彩。（左起：刘谦、顾秉林、刘德培、陈希、高文兵）

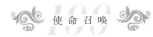
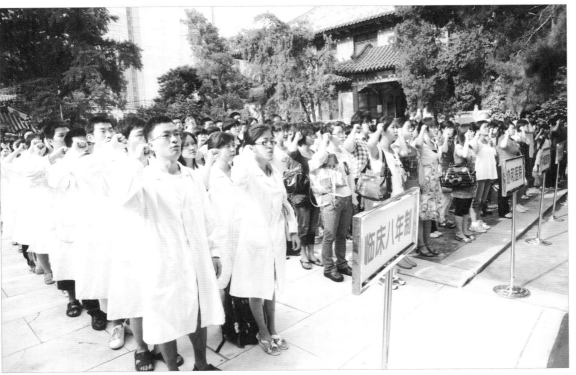

开学典礼上医学生宣誓

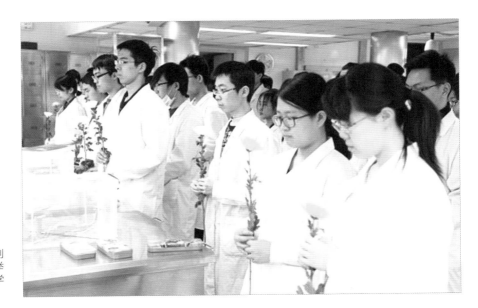

2013 级八年制
临床医学生举
行人体解剖学
开课仪式

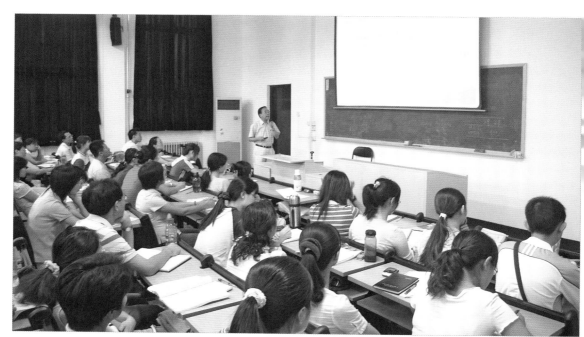

强伯勤院士为本科生授课

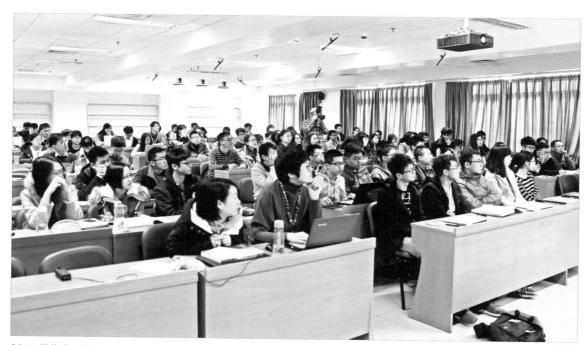

2014 级临床八年制医学生聆听曹雪涛院校长讲授开学第一课——《生物医学研究的创新性和实用性》。

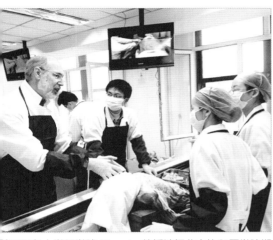

美国耶鲁大学医学院 Rizzolo 教授访问北京协和医学院期间指导医学生人体解剖学的理论和实验

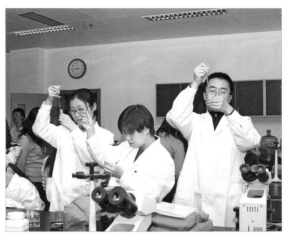

医学生在实验课上

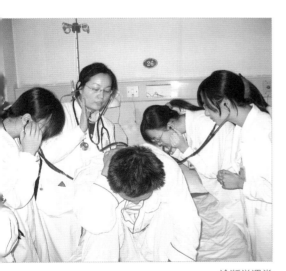

诊断学课堂

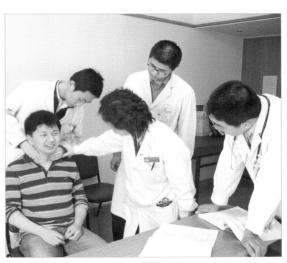

医学生临床早接触

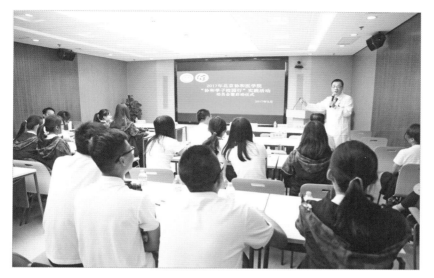

2017 年 9 月，北京协和医学院第二届"协和学子校园行"活动启动仪式在阜外心血管病医院举行，阜外心血管病医院姚焰主任为 2015 级临床医学八年制预科学生做医生职业道德与职业精神培育的演讲。

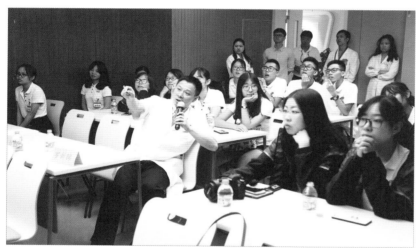

医预生在阜外心血管医院观摩心脏内科手术实况转播，张奎俊、陈刚手术，姚焰主任现场讲解实况转播。

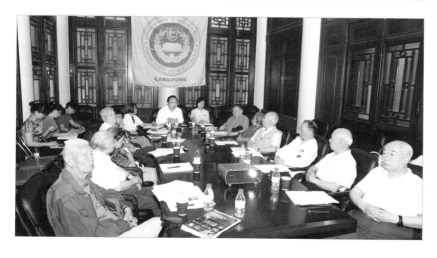

2017 年 6 月 13 日，院校领导与老专家研讨临床医学八年制课程改革。

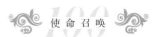

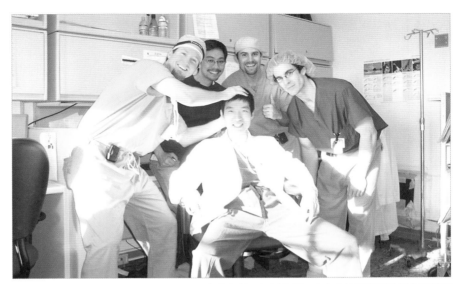

2000 级医学生在美国加州大学旧金山分校医学院进行交换学习

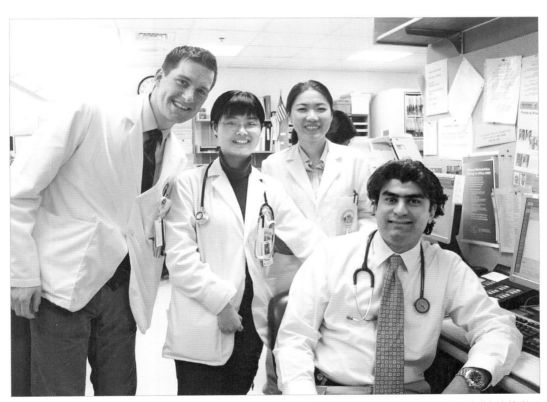

2001 级医学生在哈佛大学医学院进行交换学习

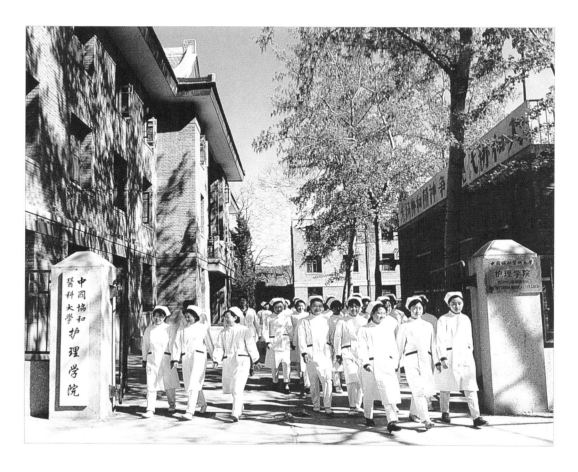

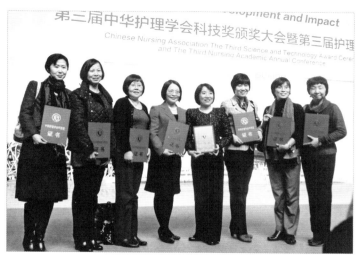

2013 年护理学院《构建应用型护理专业特色人才培养模式的研究与实践》获"第三届中华护理学会科技奖"一等奖

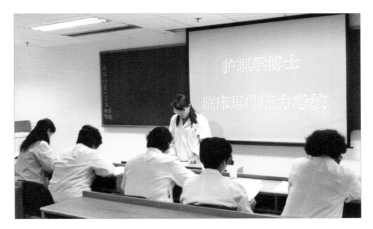

护理学博士临床思维能力考核

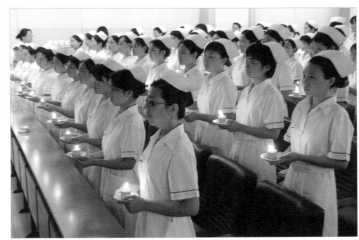

护理学院毕业典礼

护士授帽仪式是护理学生成为护士的重要时刻。在护理学创始人南丁格尔像前，伴随着"平安夜"的庄严乐曲，学生直跪在护理前辈面前，前辈为学生戴上圣洁的燕尾帽，并佩戴校徽，学生接过前辈手中的蜡烛，站在南丁格尔像前宣读誓言，从此成为真正的护士。

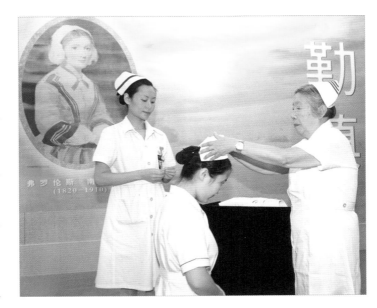

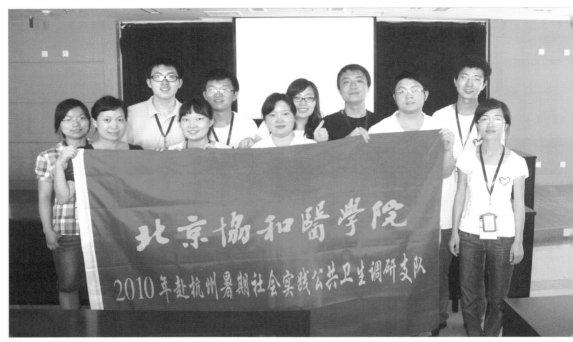

医学生利用暑假赴杭州进行医疗卫生、公共卫生实践

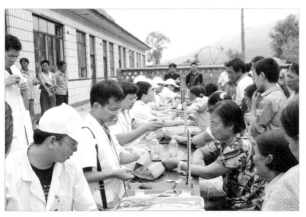

医学生深入农村普及医学知识

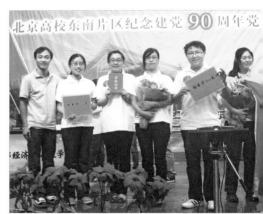

医学生参加北京高校建党 90 周年知识竞赛获奖

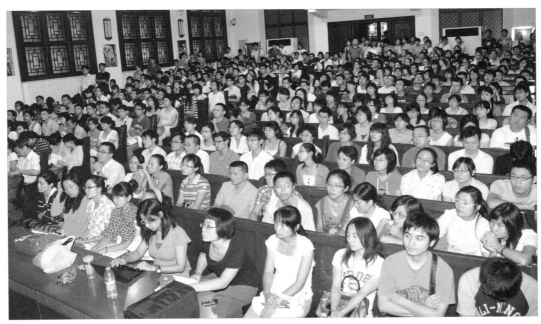

聆听大师的教诲，感受大师的风采，"协和大师讲堂"上座无虚席。

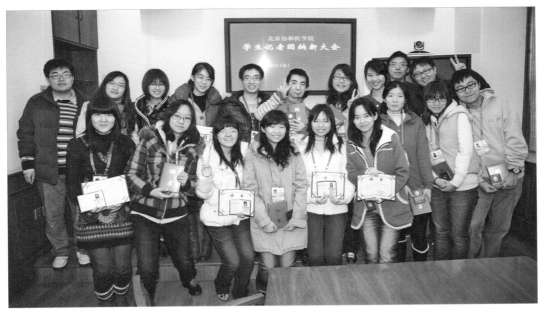

"学生记者团"是学校校报的一支重要力量，主要负责校报青年副刊及研究生专刊的编辑和出版工作，由学生自己撰稿排版并不定期发行，由于其内容主要是反映学生自己在校期间工作、学习和生活的情况，贴近他们的生活，所以成为医学生们非常喜爱的一份刊物。图为 2011 年 12 月，校报编辑部举行新一届学生记者纳新大会。

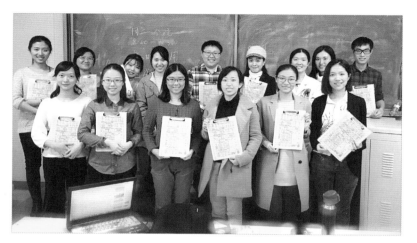

"协和八"是八年制医学生于 2014 年 10 月创办的新媒体品牌，定位于"小医生的大世界"，以"让临床妙趣横生，让思考更真诚，让生活更有趣"为目标。"协和八"通过微信平台传播，创办近三年来已获 2000 余万点击，12 万粉丝遍布全国医学院校，书籍《从医开始：协和八的奇妙临床笔记》、《医生你好：协和八的温暖医学故事》已由人民卫生出版社出版。图为"协和八"部分编辑手持自制的临床板夹合影。

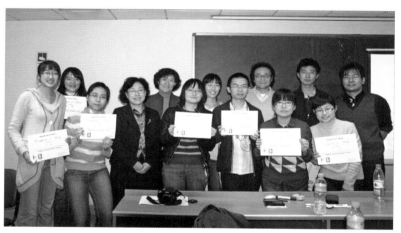

"超级课程协会（Super Course China）"成立于 2004 年，旨在致力于帮助中国医学生提高流行病学与公共卫生的知识水平，通过将国外先进的公共卫生资源本土化、举办学术讲座、流行病调查等方式普及公共卫生理念。图为"超级课程协会"组织的志愿者培训课程结业。

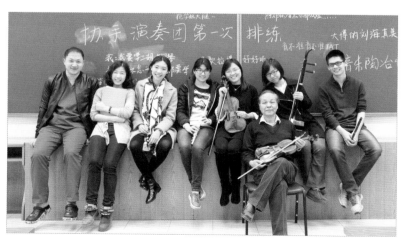

"协手演奏团"由协和医学院师生组成，旨在为热爱音乐的师生搭建一个平台。同时，他们将公益和志愿服务工作与音乐表演相结合，走进病房，用音乐的魅力拉近医患之间的距离，营造更加亲切的医疗氛围。图为"协手演奏团"正在排练。

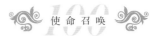
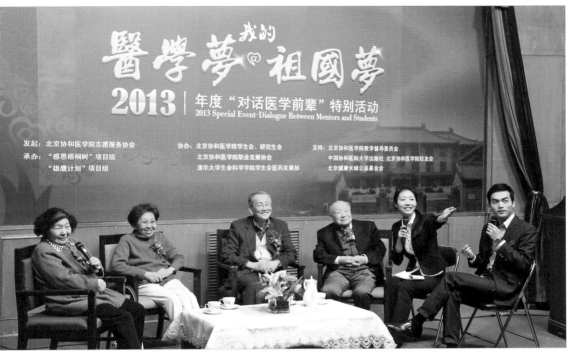

"感恩梧桐树"成立于2013年，是志愿服务协会运作的重要项目，以"感恩老师，关爱前辈"为宗旨，以老教授传帮带的形式，将协和的优良传统继承发扬，不仅是公益活动，更是协和精神代代传承的教育课堂。图为"感恩梧桐树"组织的2013年度"对话医学前辈"特别活动。

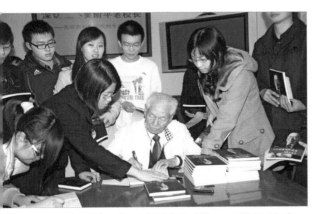

2011年3月，《一个好医生的成长——吴阶平生平》一书出版，本书作者原副院校长董炳琨为师生签名赠书。

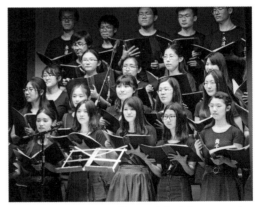

"雨燕合唱团"的前身"合唱小组"成立于2006年，2008年正式更名为"雨燕合唱团"，主要成员均来自北京协和医学院八年制各年级。合唱团每周定期排练，每年都会举办专场演出，用歌声为每个人带来感动。图为"雨燕合唱团"演出的场景。

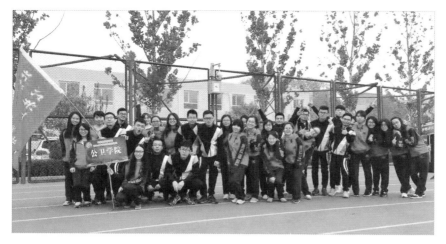

北京协和医学院公共卫生学院同学们在运动会上

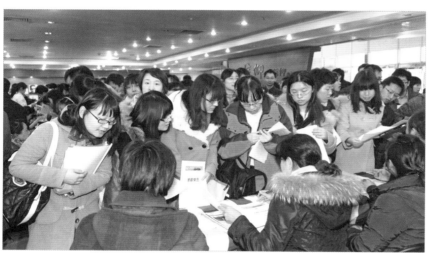

学校就业指导中心举办校园招聘会，为毕业生搭建就业平台。

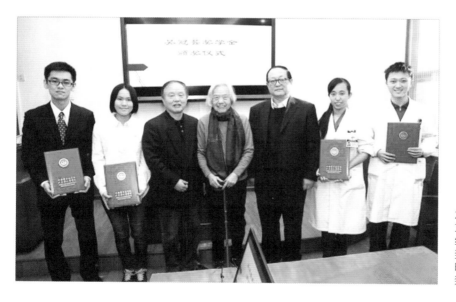

2015年12月24日，北京协和医学院教育基金会组织召开"吴冠芸奖学金"颁奖仪式，曹逸涵、张硕、李映荷、孙晓宁同学荣获首届奖学金。

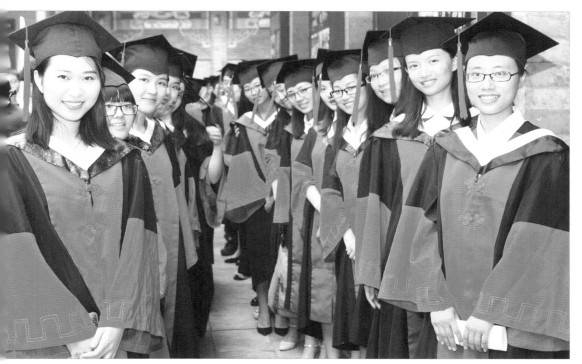

北京协和医学院毕业的女博士

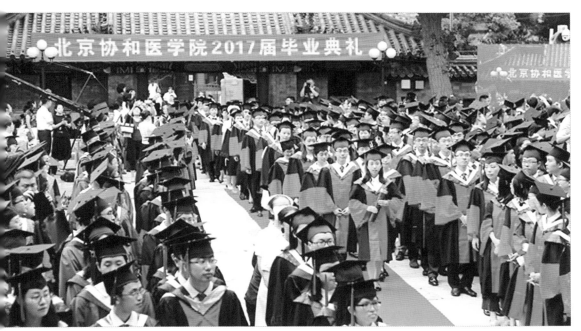

在"雨燕合唱团"悠扬的《协和颂》中，优秀毕业生手持"纪念牌"步入毕业典礼会场。在北京协和医学院建校100周年的毕业典礼上，恢复再现老协和这项庄重的仪式，希望协和的学子能够不忘初心，传承百年传统，续写百年辉煌。

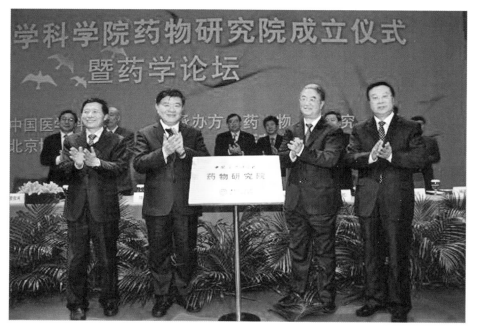

2011年12月17日，中国医学科学院药物研究院成立。

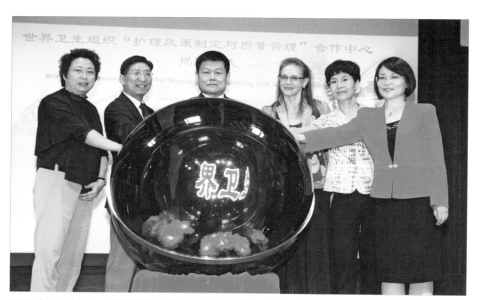

2012年6月7日，护理学院举行世界卫生组织"护理政策制定与质量管理"合作中心挂牌仪式。

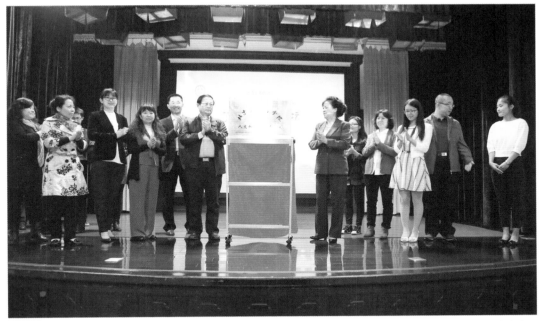

2014 年 10 月 8 日，北京协和医学院人文和社会科学学院成立。

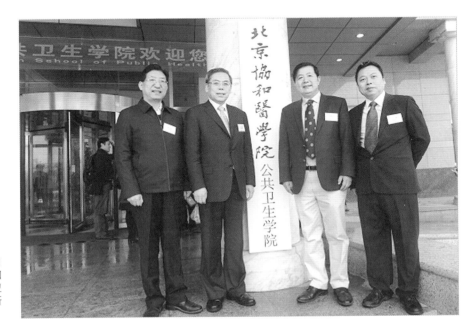

2015 年 11 月 6 日，北京协和医学院公共卫生学院举行新校园启用仪式。

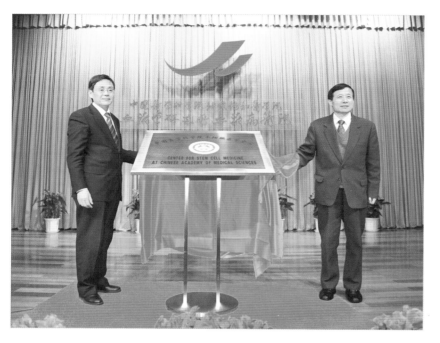

2009年12月22日，我国首个干细胞医学中心在天津成立。中国工程院副院长、中国医学科学院院校长刘德培院士、卫生部科教司司长何维为中心揭牌。

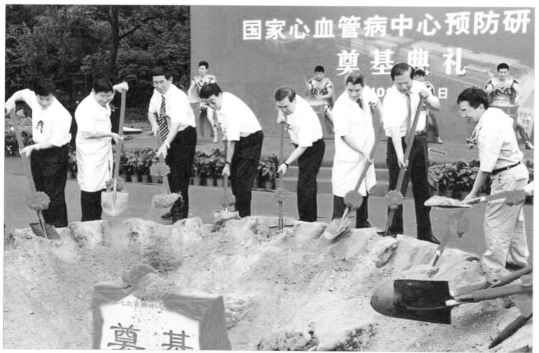

2010年8月31日，国家心血管病中心预防研究部在北京市门头沟区永定镇冯村奠基破土动工。

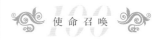

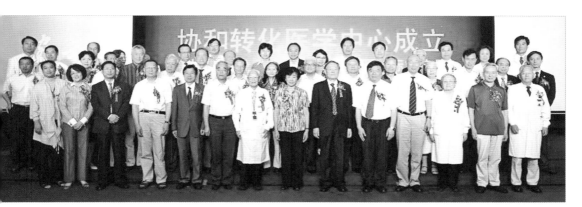

2010 年 9 月 16 日协和转化医学中心成立

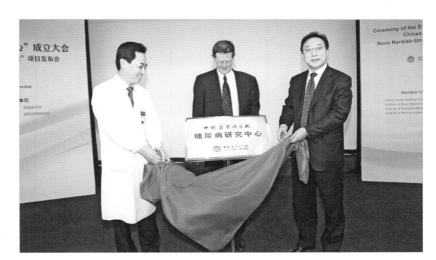

2011 年 11 月 14 日，中国医学科学院糖尿病研究中心揭牌

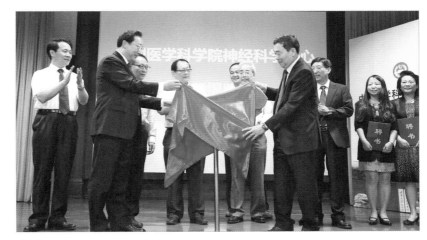

2013 年 5 月 5 日，中国医学科学院神经科学中心成立

内科学（心血管病）

　　北京协和医学院内科学（心血管病）国家级重点学科点由阜外心血管病医院和北京协和医院心内科组成。该学科经过近60年的发展，已成为重要的临床科研教学基地。其临床工作总体水平一直处于国内领先，牵头承担国家多项攻关课题和具有前沿性的科研工作。培养的我国第一批研究生，现在均已成为心内科领域国家级的专家。每年都有相当数量的研究生入学和毕业，其中以博士生的培养为主，同时承担北京协和医学院研究生《心血管内科》课程的教学任务。

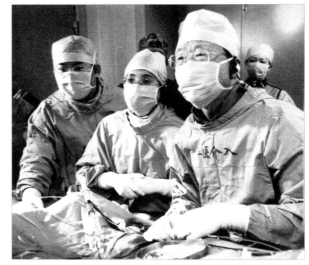

阜外心血管病医院心内科高润霖教授为病人做检查

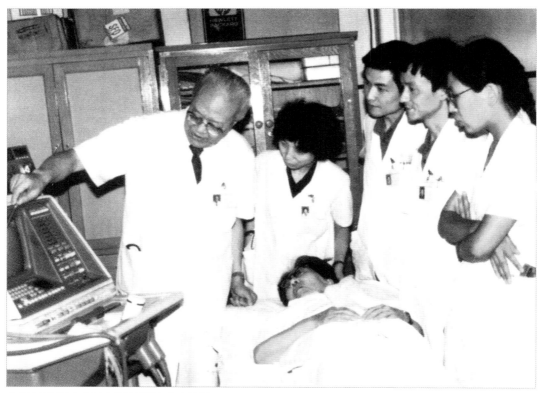

北京协和医院心内科方圻教授进行临床教学

内科学（内分泌与代谢病）

北京协和医学院内科学（内分泌与代谢病）国家级重点学科点建在北京协和医院内分泌科。研究方向包括垂体疾病、甲状腺疾病、糖尿病、甲状旁腺疾病及骨质病、肾上腺疾病和男性性腺疾病等。除开设多个专门门诊直接为临床科研服务，该学科还承担了多项国家级、省部级以上的研究课题以及研究生培养和本科生的教学工作。

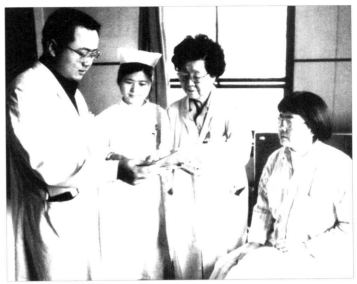

北京协和医院内分泌科史轶蘩教授教学查房

内科学（消化系病）

北京协和医学院内科学（消化系病）国家级重点学科点设立在北京协和医院消化内科。从20世纪30年代我国医学泰斗张孝骞教授在该院建立国内第一个胃肠实验室开始，经过70余年的发展和几代人的努力，消化内科已经成为国内胃肠学骨干人才和专业人才的培训基地，并发展成为国内有影响、分支学科齐全、学术实力雄厚的高水平胃肠学科和胃肠疑难重症诊治中心。该学科作为博士后流动站，多年来一直承担研究生培养和本科生的教学工作。

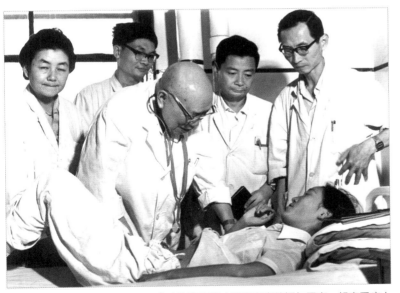

北京协和医院内科张孝骞教授与同事一起查看病人

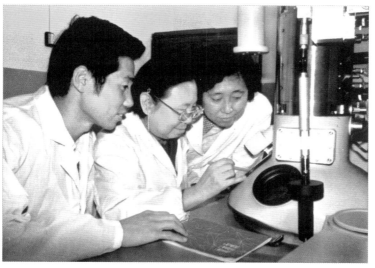

血液病医院杨崇礼教授与协作组科研人员分析病人骨髓电镜切片

内科学（血液病）

北京协和医学院内科学（血液病）国家级重点学科点成立于1989年，由血液学研究所血液病医院血液内科、北京协和医院血液内科及放射医学研究所放射病科组成。该学科的主要研究方向和研究内容为白血病等血液系统肿瘤发病机制和诊治、难治性贫血、造血干细胞移植等，目前承担及合作承担国家级、省部级及国际合作科研项目、科技部重大专项、国家杰出青年基金、国家自然科学基金等多项课题，同时担任研究生培养任务。

妇产科学

北京协和医学院妇产科学国家级重点学科点设在北京协和医院妇产科，由我国著名妇产科专家林巧稚创建。该学科专业齐全、富于特色、技术力量雄厚，在国内外享有盛誉。从1994年起成为世界卫生组织（WHO）人类生殖研究合作中心。2001年被卫生部命名为"林巧稚妇产科研究中心"。该学科的研究方向为普通妇科疾病、妇科肿瘤、产前诊断等，是全国唯一的国家级继续教育基地，作为北京协和医学院的学系对本科学生及研究生的教育有独到之处。

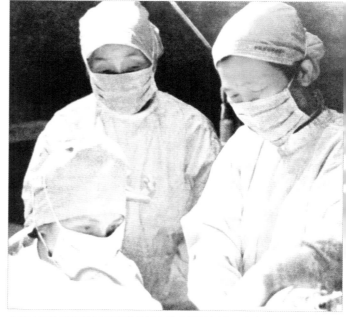

北京协和医院妇产科林巧稚教授与连利娟教授在手术台上

皮肤病与性病学

北京协和医学院皮肤病与性病学国家级重点学科点由皮肤病研究所和北京协和医院皮肤性病科组成。新中国成立以来该学科承担了大量的国家任务，在性病和麻风病防治等方面制订出一系列防治与消灭措施和方案，指导全国性病、麻风病防治工作等；其中麻风病研究达到国际先进水平，性传播疾病、真菌病和皮肤病等方面处于国内领先地位。该学科点是北京协和医学院博士学位授予点和硕士学位授予点，承担培养基础及临床医学博士生和硕士生的教学任务。

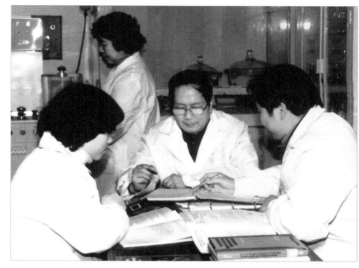

皮肤病研究所叶干运教授在麻风实验室工作

外科学（胸心外科）

北京协和医学院外科学（胸心外科）国家级重点学科点建于 1990 年，设立在阜外心血管病医院。该学科主要研究方向为与心脏和大动脉外科相关的临床和基础方面的前沿问题，包括冠心病、心脏瓣膜、先心病和主动脉外科等。自建科以来已完成各类心血管外科手术数万例；承担多项科研课题，是国内心血管外科研究课题最多的学科。该学科同时承担本科生及研究生的教学任务。2004 年被卫生部批准为心血管外科"国家级继续医学教育基地"。

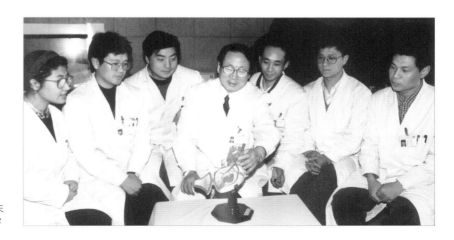

阜外心血管病医院朱晓东教授在进行教学

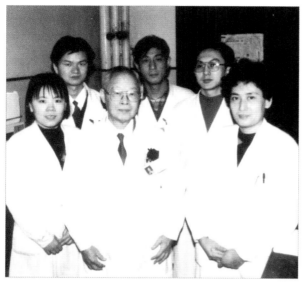

北京协和医院王世真教授与实验室工作人员

影像医学与核医学

　　北京协和医学院影像医学与核医学国家级重点学科点由北京协和医院、阜外心血管病医院、肿瘤医院放射科、超声科、核医学科及放射医学研究所核医学室共同组成。该学科涵盖了普通和数字 X 线成像、CT、核磁共振 (MR)、心脏和血管造影 (含 DSA) 及介入治疗、超声、核医学等多个领域，基本形成了种类齐全、设备先进、梯队合理的现代医学影像学体系。在胰腺肿瘤、垂体肿瘤和脑血管病的诊断和介入治疗、风湿免疫病及内分泌代谢性骨病的影像学研究、PET 的研究与应用，各类心血管病的诊治，各种肿瘤的诊断及介入治疗等方面均处于国内领先水平。该学科同时承担本科生及研究生的教学任务。

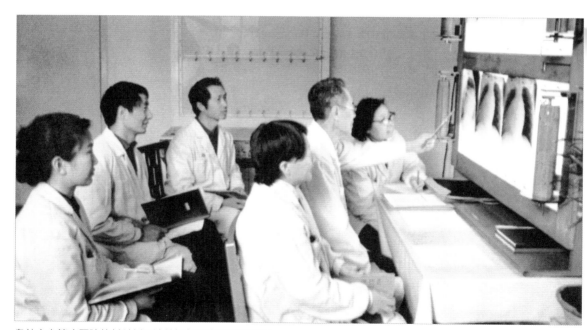

阜外心血管病医院放射科刘玉清教授与同事们讨论病例

肿瘤学

    北京协和医学院肿瘤学国家级重点学科点设立在肿瘤医院。该学科主要研究方向为应用高新技术的肿瘤治疗方法及癌前病变到早期癌阶段的分子变化和转归机理，为早诊早治提供新思路；研究我国恶性肿瘤流行趋势，探讨降低这些肿瘤发病率的预防策略。学科集肿瘤基础研究、临床医疗和高发现场防治于一体，在肿瘤流行病学、病因学及食管癌、肝癌高发现场综合预防等方面研究成绩卓著，该学科同时还承担国家重大科研项目及国际合作项目多项，同时承担研究生教学任务。

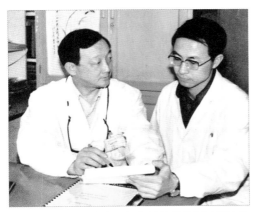

肿瘤医院吴旻教授指导博士研究生

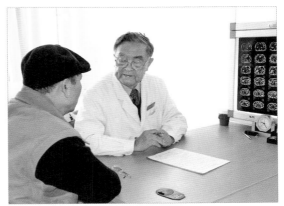

肿瘤医院孙燕教授为患者诊病

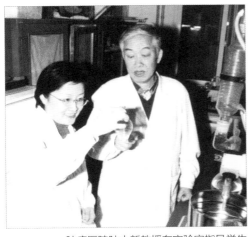

肿瘤医院陆士新教授在实验室指导学生

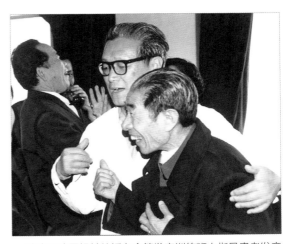

肿瘤医院屠规益教授在食管发音训练班上指导患者发音

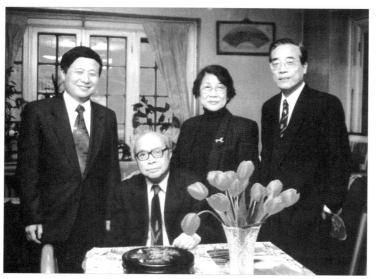

基础医学院生化系四位院士，左起：刘德培、梁植权、王琳芳、强伯勤。

生物化学与分子生物学

　　北京协和医学院生物化学与分子生物学国家级重点学科点建立于1989年，1991年国家计委批准建立以该学科点为主体的医学分子生物学国家重点实验室，进一步确立了该学科在我国医学分子生物学领域的"国家队"地位。该学科承担北京协和医学院教学、科研两大任务。20余年来，在教学和科研领域做出了突出成绩。

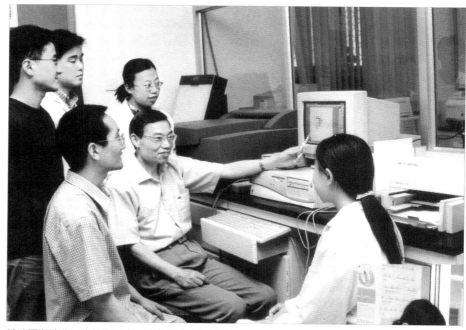

基础医学院分子生物学国家重点实验室方福德教授指导青年科研人员

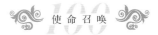

麻醉学

　　北京协和医学院麻醉学国家级重点学科点由北京协和医院、阜外心血管病医院、整形外科医院、肿瘤医院麻醉科共同组成。在疑难危重病例的麻醉处理方面具有丰富的临床经验。该学科在主要承担八年制医学生麻醉学教学任务的同时，还承担硕、博研究生、住院医培训、进修医生、实习医生的教学工作。在医学教育、科研、临床等方面坚持走"综合与专科相结合"的道路，在全方位提高麻醉专业水平的同时，紧密结合临床实际，开拓了多项具有国际先进水平和自身特色的研究领域。

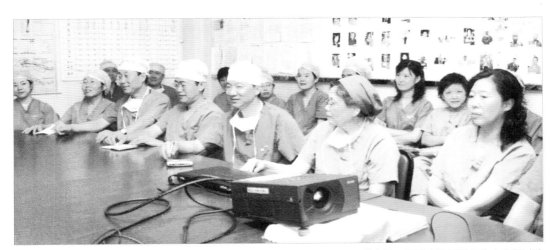

北京协和医院麻醉科进行临床病例讨论

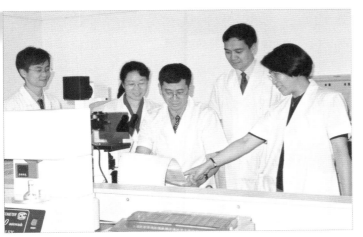

药物研究所王晓良教授和同事在实验室

药理学

　　北京协和医学院药理学国家级重点学科点建立于1989年，由药物研究所药理室、基础医学院药理室和血液学研究所药理室共同组成。该学科在国内首先开创了许多新的研究领域，如药物代谢研究和受体药理学等，并研制出一大批享誉国内外的新药，如抗肿瘤新药三尖杉酯碱、靛玉红，抗肝炎新药联苯双酯，心脑血管药物和抗病毒药等，多次荣获国内重大奖励和国际奖项。该学科同时承担北京协和医学院的教学任务。

免疫学

北京协和医学院免疫学国家级重点学科点由基础医学院免疫学系、病原学系、北京协和医院风湿免疫科以及医学生物学研究所病毒免疫学研究室、病原生物学研究所、艾滋病研究中心等相关单位共同组成。该学科自建立以来，在承担国内外重大研究项目、科研成果产出、人才梯队建设与培养，以及医大八年制本科生、研究生院研究生教学等方面取得了突出的成绩。

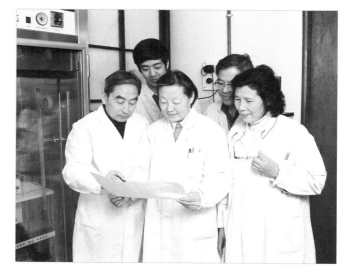

基础医学院吴安然教授与免疫室的科技人员讨论工作

细胞生物学

北京协和医学院细胞生物学国家级重点学科点建立于2002年，该学科点以基础医学院细胞生物学系为主体，联合肿瘤研究所信号传导研究组、血液病研究所细胞因子研究组共同组成。主要研究方向为哺乳动物红细胞的分化及排核机制；细胞通讯与疾病；肿瘤细胞的分化调控；细胞治疗；单克隆抗体的制备及应用；精子发生的分子机制以及棉酚抗男性生育的研究等。

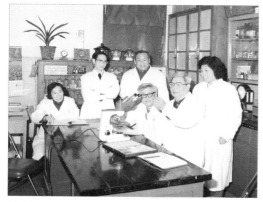

基础医学院薛社普教授指导课题组开展科研

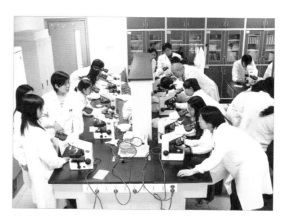

基础医学院陈克铨教授指导学生观察实验结果

遗传学

北京协和医学院遗传学国家级重点学科点建立于2002年，该学科点主要由基础医学院医学遗传学系、阜外心血管病研究所分子医学中心和医学生物学研究所医学遗传室共同组成。该学科主要研究方向包括遗传病致病基因定位克隆、临床遗传学、心血管病遗传学、遗传资源保存及基因多样性和肿瘤遗传学等，同时承担培养博士生、硕士生和进修生任务，是我国医学遗传学各层次专业人才的培养基地之一。

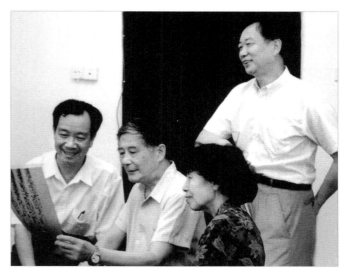

基础医学院罗会元教授与同事们讨论工作

病理学与病理生理学

北京协和医学院病理学与病理生理学国家级重点学科点由基础医学院病理学系、北京协和医院病理科和阜外心血管病医院病理科共同组成。主要研究方向为炎症及抗炎损伤修复；新兴学科蛋白质组学；临床病理及癌分子生物学等。该学科在承担国家一系列重大科研课题的同时，还承担八年制医学生、研究生等的教学任务。

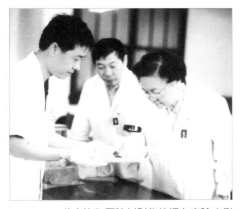

北京协和医院刘彤华教授在查验病例

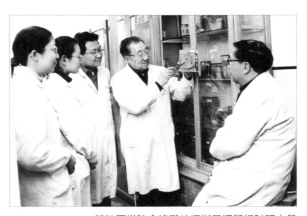

基础医学院佘铭鹏教授指导课题组科研人员

药物化学

　　北京协和医学院药物化学国家级重点学科点由药物研究所合成药物化学、天然产物化学、天然药物生物合成和药物开发四个研究室共同组成。该学科重点开展抗肿瘤、心脑血管疾病、抗炎免疫、神经精神类疾病、糖尿病以及老年性退行性疾病等药物的研究，成功地开发了转氨酶抑制剂——双环醇、人工麝香等具有国家自主知识产权的一类药物以及部分获得临床研究批文的药物。该学科同时承担北京协和医学院的教学任务。

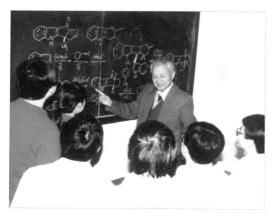
药物研究所梁晓天教授给学生上课

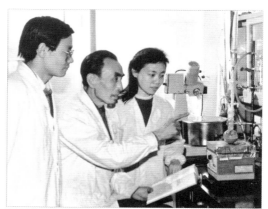
药物研究所赵知中教授指导学生实验

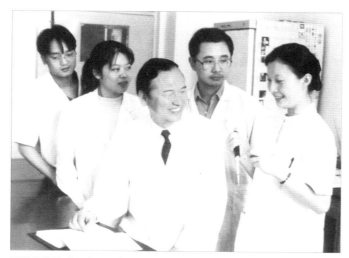
医药生物技术研究所甄永苏教授指导研究生

微生物与生化药学

　　北京协和医学院微生物与生化药学国家级重点学科点建立于2002年，该学科的主要研究方向是微生物来源的防治重大疾病的药物，研究领域涵盖了基因工程、细胞工程、酶工程、微生物代谢工程、生物反应器和传感器、化学与组合化学、药物分子筛选模型、微生物药用资源与信息学、药物基因组学等。该学科点具有先进的科研与教学实验基地，承担多项药学、药理学、生物工程、医药生物技术等教学任务。

中国医学科学院 北京协和医学院

荣获国家科技进步一等奖名单

获奖时间	获奖等级	成果名称	获奖单位
1985 年	国家科技进步一等奖	绒癌的根治疗法及推广	北京协和医院
1985 年	国家科技进步一等奖	海南粗榧抗癌有效成分的研究	药物研究所
1992 年	国家科技进步一等奖	激素分泌性垂体瘤的临床和基础研究	北京协和医院
1992 年	国家科技进步一等奖	兴奋剂检测方法的研究与实施	药物研究所
2001 年	国家科技进步一等奖	全国控制和基本消灭麻风病的策略、防治技术和措施研究	皮肤病研究所
2013 年	国家科技进步一等奖	食管癌规范化治疗关键技术的研究及应用推广	肿瘤医院
2015 年	国家科技进步一等奖	人工麝香研制及其产业化	药物研究所

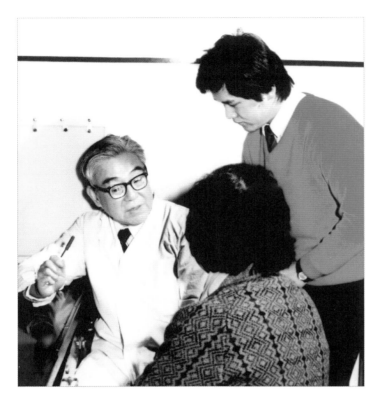

北京协和医院妇产科宋鸿钊院士领衔完成的"绒癌的根治疗法及推广"研究，用化学疗法成功地治愈了绒毛膜上皮癌患者，治愈后的患者不仅可保留子宫，而且可保留生育能力，是中国对世界医学的一大贡献，该成果1985年荣获国家科技进步一等奖。图为宋鸿钊院士在诊治病人。

药物研究所周同惠院士负责筹建的中国兴奋剂检测中心，于1990年作为主办国，独立、圆满地完成了第11届亚洲运动会的兴奋剂检测任务，为国家节省了大量外汇，争得了荣誉。1992年由周同惠院士主持完成的"兴奋剂检测方法的研究与实施"项目，荣获国家科技进步一等奖。图为周同惠院士指导实验。

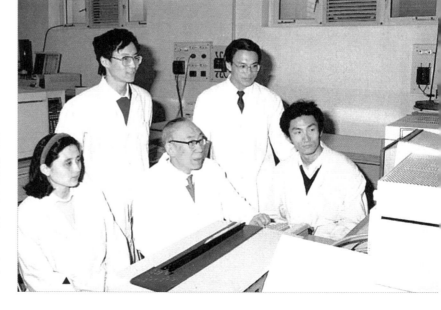

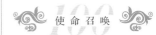

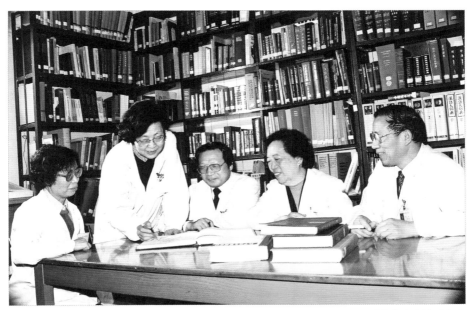

北京协和医院内分泌科史轶繁院士主持，联合神经科等九个科室共同完成的"激素分泌性垂体瘤的临床和基础研究"项目，在临床研究基础上开展垂体瘤的发病机制研究，从整体、细胞和分子水平进行系统深入的探讨，为治疗方法的选择和垂体瘤的分类提供了理论依据。该成果 1992 年荣获国家科技进步一等奖。图为史轶繁院士和研究组成员在研讨工作。

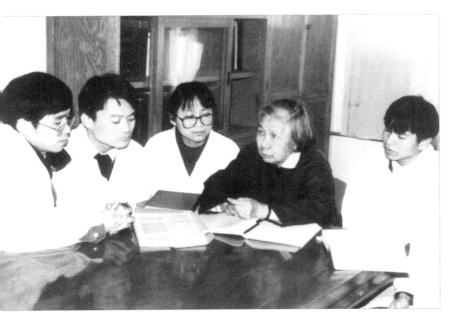

药物研究所薛智、黄量、韩锐等完成的"海南粗榧抗癌有效成分的研究"，在国际上首先完成了有效酯碱的半合成及药理研究，建立了海南粗榧生物碱及三尖杉酯碱的薄层及高效液相色谱分析方法。该成果 1985 年荣获国家科技进步一等奖。图为黄量院士指导研究生。

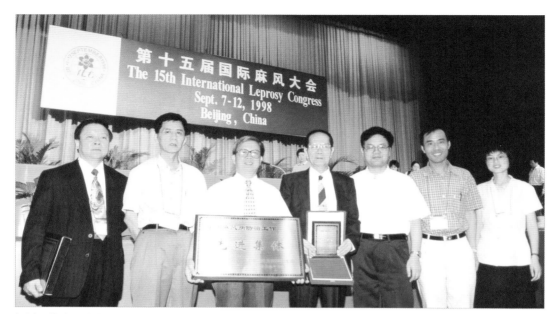

经过几代麻风防治工作者的不懈努力，1999 年我国 98.6% 的县市达到消除麻风的目标（患病率 <1/10 万），90% 的县市已经实现基本消灭麻风的目标（患病率 <0.1/10 万），成为发展中国家实现消除和基本消灭麻风的范例。2001 年，皮研所"全国控制和基本消灭麻风病的策略、防治技术和措施研究"荣获国家科技进步一等奖。图为在第十五届国际麻风病大会及全国麻风防治工作会议上，皮肤病研究所荣获全国麻风防治工作先进集体称号。

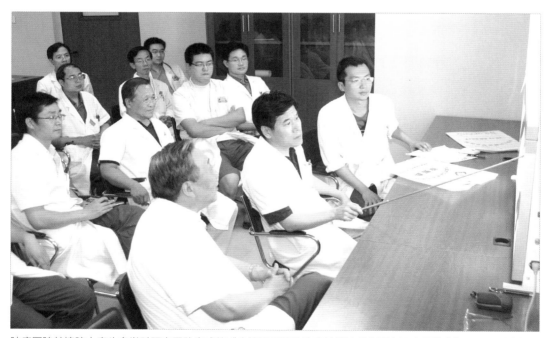

肿瘤医院赫捷院士牵头多学科研究团队完成的"食管癌规范化治疗关键技术的研究及应用推广"项目，对食管癌发病规律和诊治技术进行了系统研究，在国际国内率先建立和应用了多项规范化治疗的关键技术，推动了我国食管癌诊治技术水平的整体提高。该成果 2013 年荣获国家科技进步一等奖。图为赫捷院士与科室同事集体讨论病例。

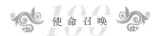

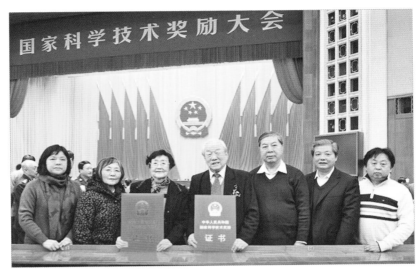

药物研究所于德泉院士主持完成的"人工麝香研制及其产业化"项目，针对我国珍稀中药材麝香资源受到严重破坏，药源紧缺的局面，以仿生学为思路，历经近40年的潜心研究，设计出独特的配制处方，在国内外首次研制成功了人工麝香，并实现了产业化，取得了极其显著的社会效益、经济效益和生态效益。该项目2015年荣获国家科技进步一等奖。图为于德泉院士与课题组同事参加国家科学技术奖励大会。

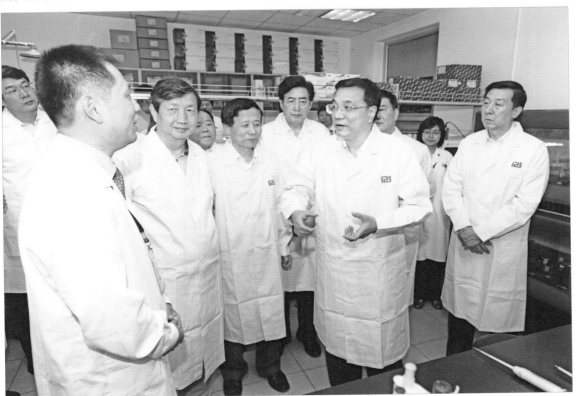

病原生物学研究所参与完成的"我国首次对甲型H1N1流感大流行有效防控及集成创新性研究"，2014年荣获国家科技进步一等奖。图为2009年5月29日，李克强副总理一行莅临病原生物学研究所考察甲型H1N1流感病毒科技支撑工作。

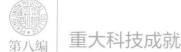

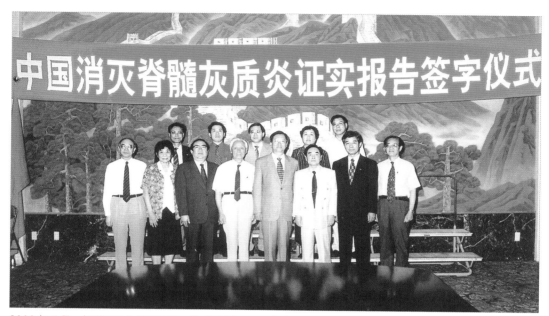

2000年7月，经世界卫生组织认证，从1994年10月起中国已无由本土脊髓灰质炎野病毒引起的脊髓灰质炎病例，实现了无脊髓灰质炎的目标。

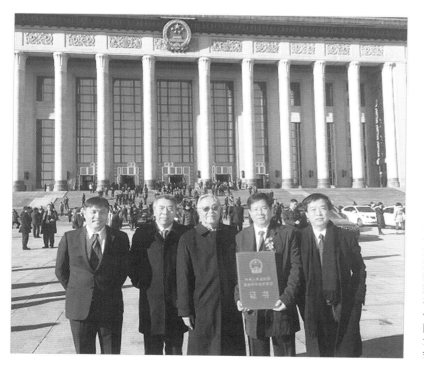

肿瘤医院石远凯教授、孙燕院士等参与完成的"小分子靶向抗癌药开发研究、产业化和推广应用"项目，2015年荣获国家科技进步一等奖。"盐酸埃克替尼"药物的开发研究，开启了中国抗癌药研究的新纪元，堪称国际肿瘤攻关史上的里程碑。该药上市后，打破了进口药在该领域的垄断，显著降低了治疗费用，惠及民生。图为石远凯教授、孙燕院士与课题组同事在人民大会堂前合影。

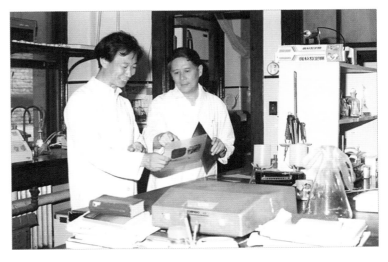

基础医学院罗会元教授主持完成的"中国人经典型苯丙酮尿症突变基因的鉴定与产前诊断"项目，在中国最早建立了苯丙酮尿症（PKU）基因诊断技术体系，发现 PAH 基因的多种致病突变，初步建立了中国人 PKU 的 PAH 基因突变谱，完成大量 PKU 病例的基因诊断和产前诊断。该项目2000 年荣获国家科技进步二等奖。

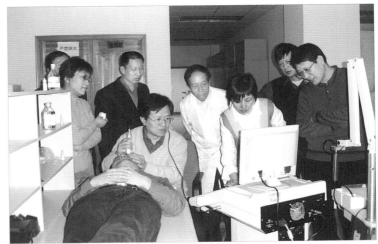

生物医学工程研究所研究员王延群研制的"BME-200 眼科超声波诊断仪"，能够较明确地诊断玻璃体浑浊、视神经狭窄、萎缩炎症和球内异物及眼眶肿瘤等，在许多医院发挥着重要的作用。该项目 2000 年荣获国家科技进步二等奖。

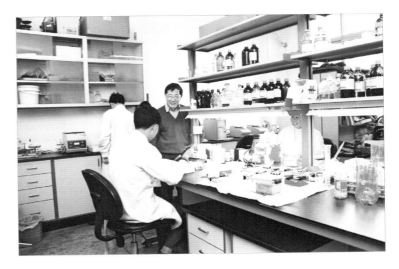

基础医学院沈岩教授主持完成的"遗传性乳光牙本质致病基因的研究"项目，在国际上首次发现牙齿涎磷蛋白基因突变导致遗传性乳光牙本质，该项目 2002 年荣获国家自然科学二等奖。

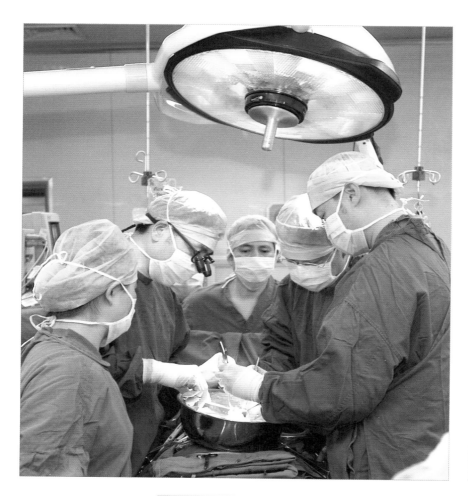

2005 年 3 月，阜外心血管病医院胡盛寿教授成功施行首例心脏移植手术。

北京协和医院骨科邱贵兴教授主持完成的"特发性脊柱侧凸的系列研究及临床应用"项目，建立了国际上最大的数据库特发性脊柱侧凸 (IS)，于 2002 年开创性地提出了 IS 的 PUMC（协和）分型系统。现已在国内脊柱侧凸治疗较多的医院内广泛应用，并逐步向世界范围推广。该项目 2005 年荣获国家科技进步二等奖。

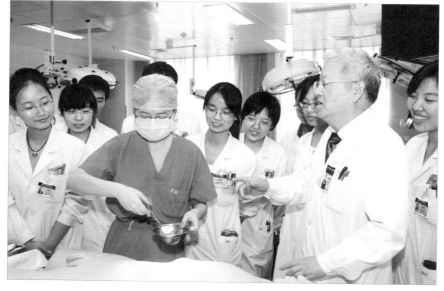

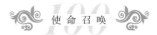

中国协和医科大学出版社出版的《协和医生答疑丛书》，由北京协和医院专家编写，该书以其对新知识的理解、新技术的运用，对临床疑难问题的清晰思路和娴熟处理技巧，通过答疑形式，涵盖患者及家属可能面临的问题，认真细致解答难点疑点以及突出问题的解决，是协和整体学术水平和厚重实践经验的集大成者。该项目 2006 年荣获国家科技进步二等奖。

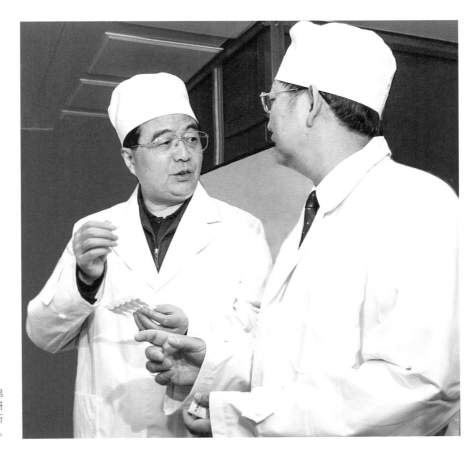

2006 年 5 月，胡锦涛视察医学生物学研究所，听取褚嘉佑所长汇报疫苗生产情况。

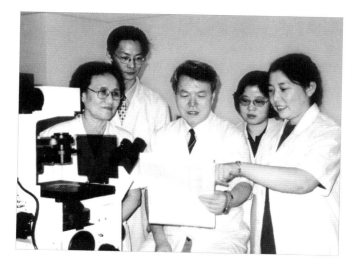

药物研究所刘耕陶教授主持完成的国家
一类抗肝炎药双环醇是中国第一个拥有
自主知识产权的抗肝炎新药。该药成功
地实现了科研成果产业化，已产生重大
的社会效益和经济效益。该成果 2007
年荣获国家科技进步二等奖。

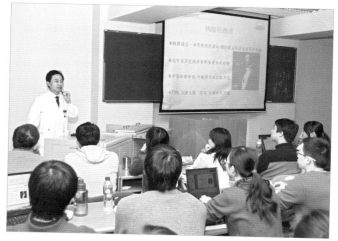

北京协和医院赵玉沛教授主持完成的
"胰腺癌综合诊治方案的基础研究与临
床应用"项目，采用免疫蛋白质组学技
术，发现了一些新的人胰腺癌相关肿瘤
标记物，为实现胰腺癌的早期诊断，提
供了基础理论和技术平台；在临床应用
方面，率先提出了"胰腺癌高危人群"
和"胰腺癌诊治绿色通道"的概念，制
订了"胰腺癌诊治流程"和"术前可切
除性评估系统"。该项目 2008 年荣获
国家科技进步二等奖。

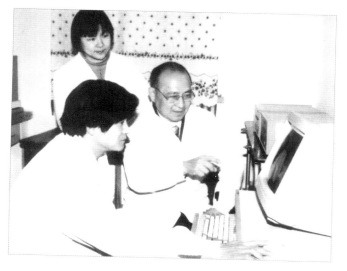

药用植物研究所肖培根教授主持完成的
"中国药用植物种质资源迁地保护与利
用"项目，建立了我国药用植物种质资
源迁地、离体保护技术体系，在我国热带、
亚热带和温带地区，建立了全世界规模
最大的药用植物种质迁地保护专业平台，
建立运行了中国第一座国家药用植物种
质资源库。该项目 2009 年荣获国家科
技进步二等奖。

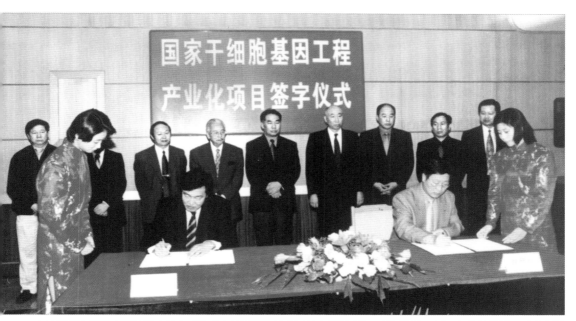

血液学研究所韩忠朝教授主持完成的"血液干细胞技术及其应用研究",通过研究不同干细胞的特性,建立关键工程技术,在血液和脐带干细胞的应用基础研究、产业工程技术和临床应用三方面均取得成效。该成果2009年荣获国家科技进步二等奖。图为血液病医院国家干细胞基因工程产业化项目签字仪式。

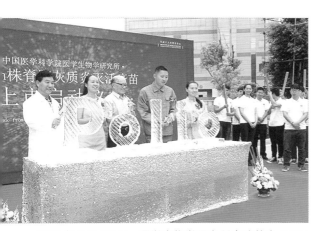

2015年6月30日,医学生物学研究所全球首个Sabin株脊髓灰质炎灭活疫苗新产品上市,该疫苗是我国拥有完全自主知识产权的"中国创造"新疫苗。

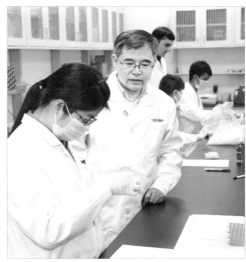

北京协和医学院基础学院张学教授主持完成的"遗传病致病基因和致病基因组重排的新发现"项目,可为基因诊断、携带者筛查和产前诊断,提供理论依据和技术手段,能直接转化为出生缺陷防治的实际应用,有效防止严重致愚、致残和致死性遗传病患儿出生。该项目2014年荣获国家自然科学二等奖。

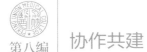
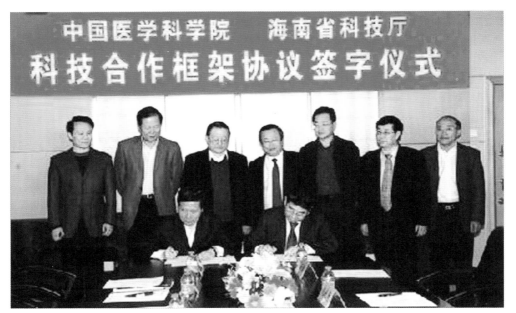

2011年3月9日，中国医学科学院北京协和医学院与海南省科技厅科技合作框架协议签字仪式在京举行。双方代表在协议上签字。

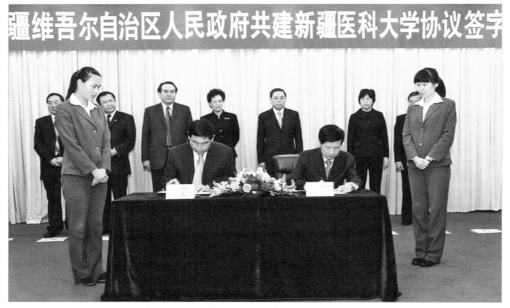

2011年11月4日，中国医学科学院北京协和医学院院校长刘德培和新疆医科大学党委书记李斌共同签署《对口支援协议书》。

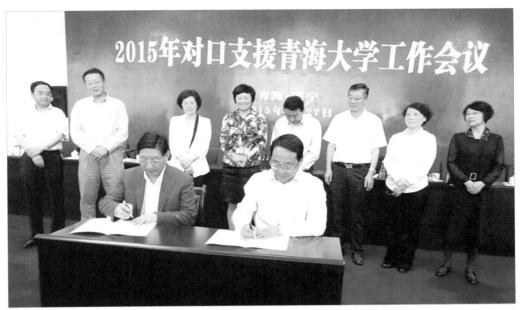

2015年，北京协和医学院曾益新校长与青海大学签署对口支援协议书。

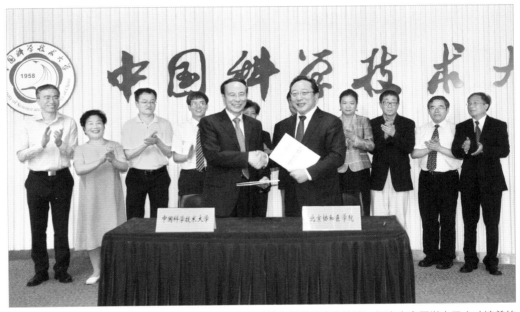

2016年6月中国医学科学院北京协和医学院与中国科技大学签署合作协议，探索生命医学交叉人才培养的新模式。

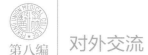
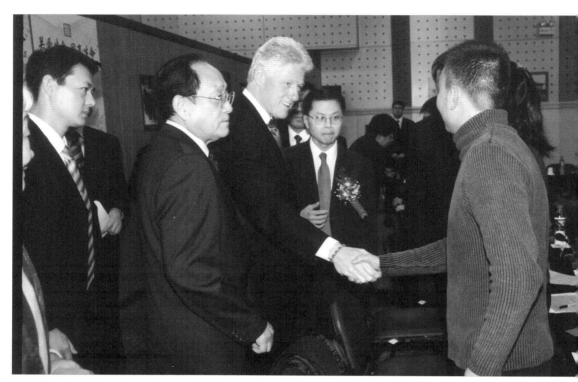

2003 年，美国前总统克林顿出席中国医学科学院中国协和医科大学"关爱生命，同享生命"主题活动。

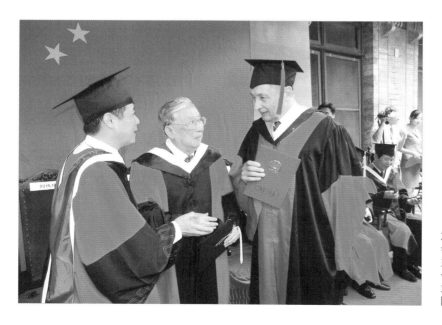

2005 年，美国中华医学基金会成立 75 周年之际，基金会主席舒瓦茨（Schwarz）（右一）出席中国协和医科大学毕业典礼与老院长吴阶平（中）、院校长刘德培（左一）亲切交谈。

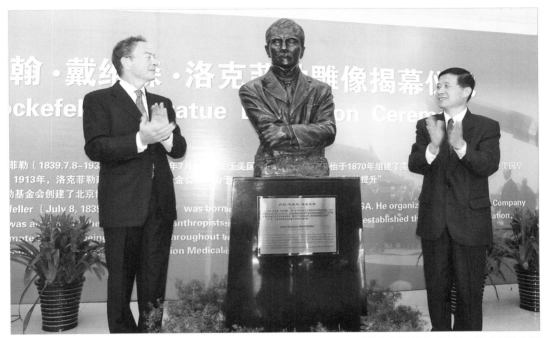

2007 年 10 月，洛克菲勒铜像揭幕仪式在北京协和医学院新科研楼举行。院校长刘德培与理查德·洛克菲勒为洛克菲勒铜像揭幕。

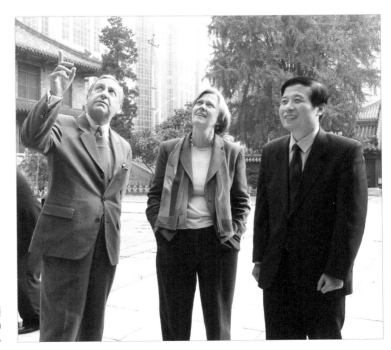

2004 年 10 月 28 日，普林斯顿大学校长 Shieley M. Tilghman 女士(中)访问中国协和医科大学。

长期以来，院校党委在北京市教工委、国家卫生计生委党组的正确领导下，带领院校各级党组织和广大党员，努力开展和完成党的各项工作任务。上级党组织及有关领导高度重视院校党的建设，多次莅临院校指导工作，有利地推动了院校各项事业的发展。

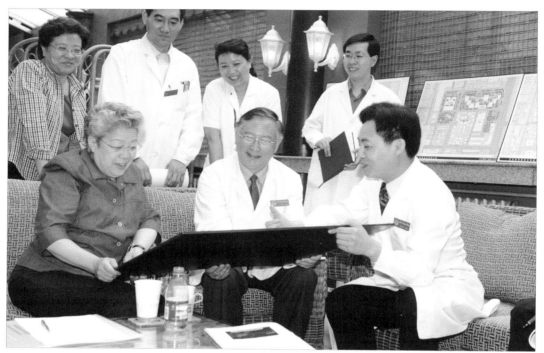

吴仪副总理在赵玉沛院长的陪同下视察北京协和医院

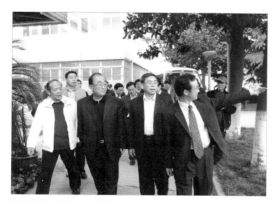

2008 年 4 月，卫生部部长高强视察皮肤病研究所。

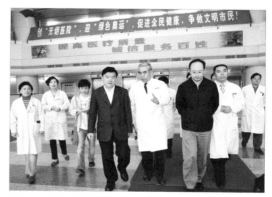

2011 年卫生部部长陈竺视察肿瘤医院

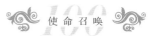
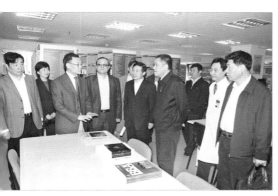

2011年卫生部党组书记张茅视察信息所/图书馆

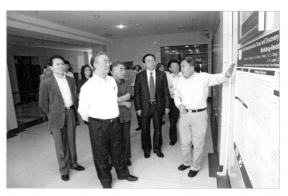

2012年5月，桑国卫副委员长参加药物研究所"重大新药创制"国家科技重大专项"创新药物开发技术平台建设"课题"十一五"任务验收会。

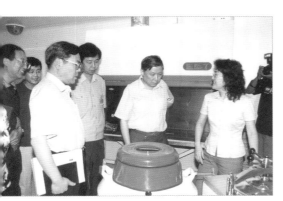

2003年，院校党委书记刘谦陪同科技部部长徐冠华到实验动物研究所视察。

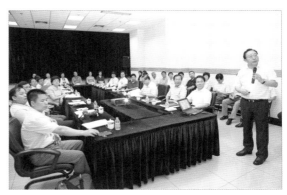

2013年7月，国家卫生计生委李斌主任听取曹雪涛院校长汇报院校工作。

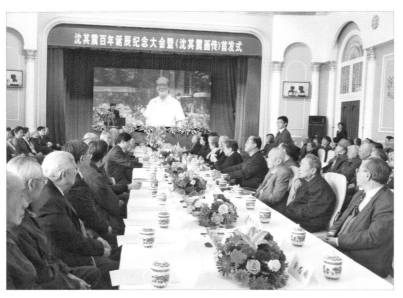

2006 年 3 月，为纪念著名医学教育家、医学科学家、社会活动家、中国医学科学院原院长沈其震诞辰一百周年，缅怀他为中国革命作出的卓越功绩和对中国医药卫生事业的突出贡献，中国医学科学院中国协和医科大学隆重举行沈其震百年诞辰纪念大会暨《沈其震画传》首发式。

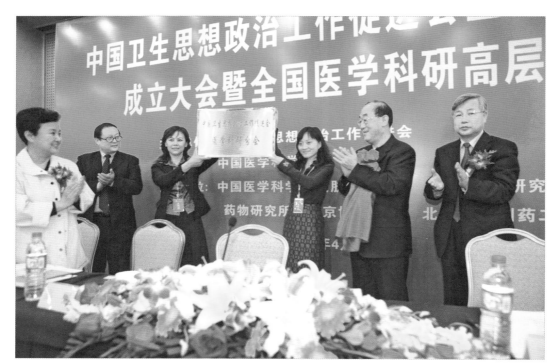

2008 年 4 月，院校举办中国卫生思想政治工作促进会科研分会成立大会暨全国医学科研高层研讨会。

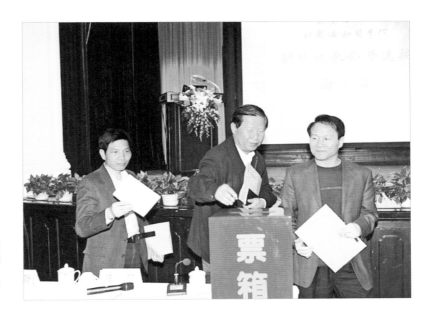

2010 年 4 月 23 日，院校举行副院校长公开选拔，党委副书记林长胜、副院校长徐德成、詹启敏参加投票。

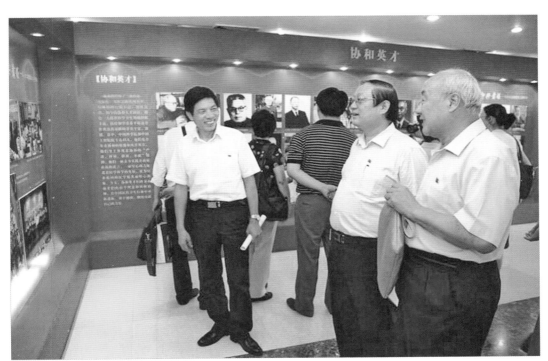

2012 年 9 月，院校为纪念建党 90 周年举办"信仰与责任"大型展览。院校党委书记李立明（中）与党委副书记林长胜（左一）参观展览

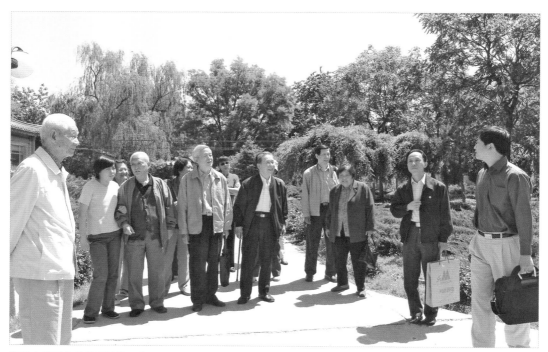

院校老领导参观药用植物研究所

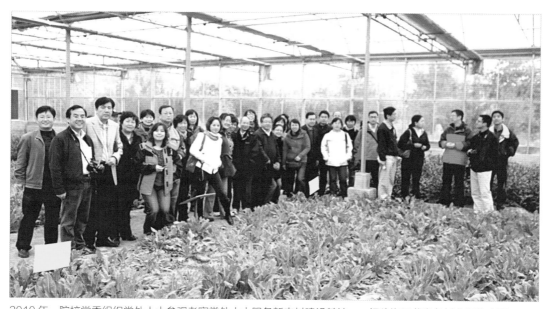

2010 年，院校党委组织党外人士参观考察党外人士服务新农村建设基地——门头沟区龙泉务村龙泉生态园

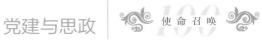

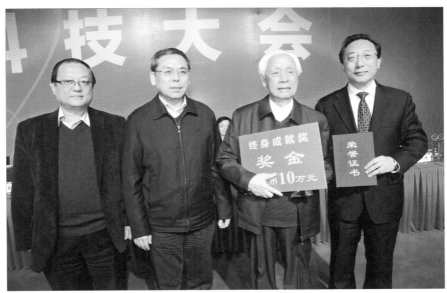

2012年12月，中国医学科学院北京协和医学院召开科技大会，隆重表彰长期以来为院校科技事业发展做出卓越贡献的老一辈科学家。图为院校领导与获得终身成就奖的顾方舟教授合影。

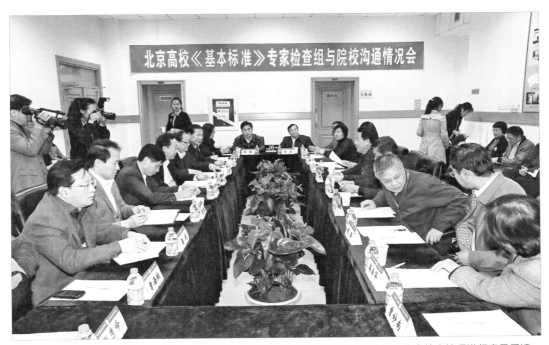

北京高校《基本标准》专家检查组对北京协和医学院党建思政基本标准集中检查情况进行意见反馈。

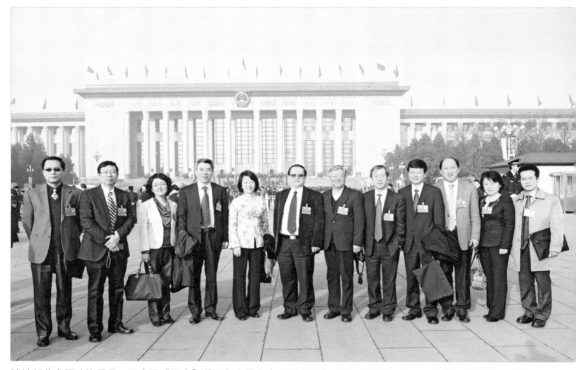

院校部分全国政协委员，于全国"两会"期间在人民大会堂前合影（左起：魏英杰、张澍、肖苒、胡盛寿、池慧、李立明、吴明江、孙建方、姜玉新、王贵齐、陈琳、杨爱明）。

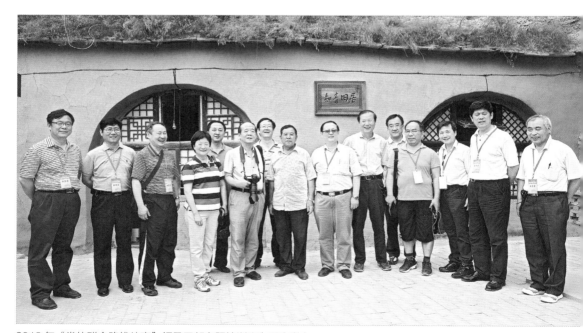

2013 年"党的群众路线教育"领导干部专题培训班在延安举办

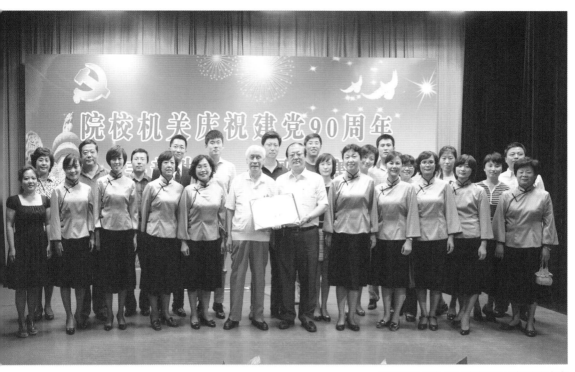

院校机关举办庆祝建党 90 周年歌咏比赛

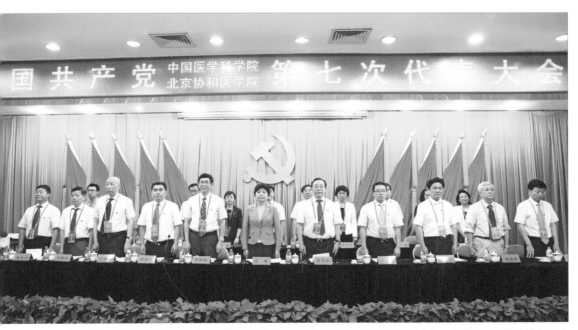

2016 年 7 月 29 日，中国共产党中国医学科学院北京协和医学院召开第七次代表大会，选举产生了院校第七届委员会和院校纪律检查委员会。

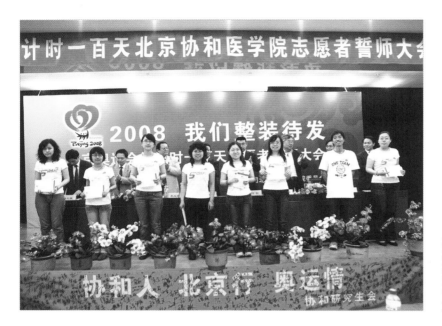

2008 年 4 月，院校团委组织 207 名志愿者参加北京奥运会志愿服务，图为倒计时 100 天的宣誓和动员活动，院校党委书记李立明、时任团市委书记刘剑出席大会。

2009 年 10 月 1 日，院校团委组织青年志愿者参加建国 60 周年国庆晚会集体舞演出。

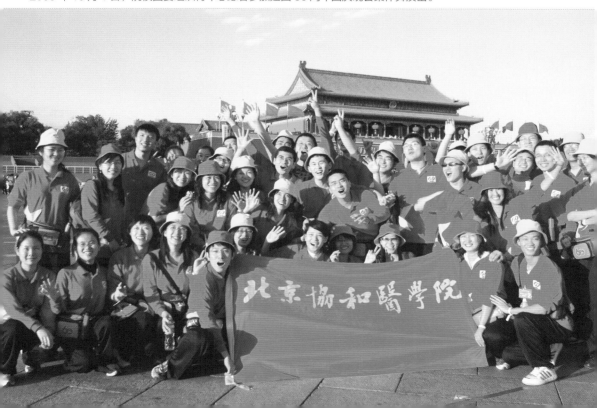

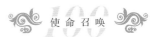
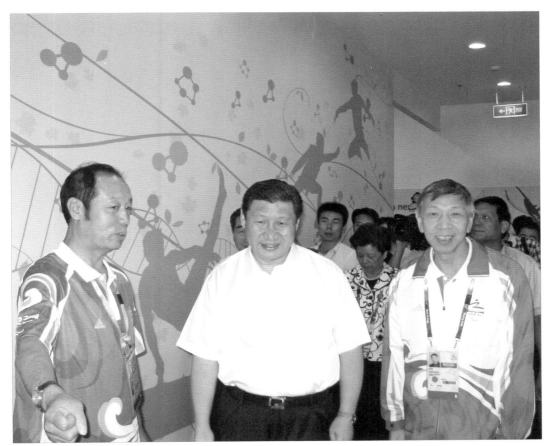

习近平视察奥运村协和医院诊所

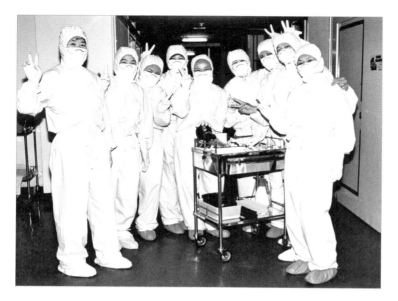

2003 年中国医学科学院中国协和医科大学的医务工作者战斗在非典第一线

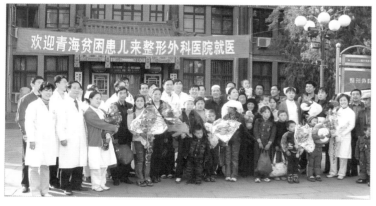

2005 年 11 月，整形外科医院响应中国社会工作协会组织实施的"爱心助医行动"，接收青海贫困家庭先天畸形患儿到医院接受免费治疗。

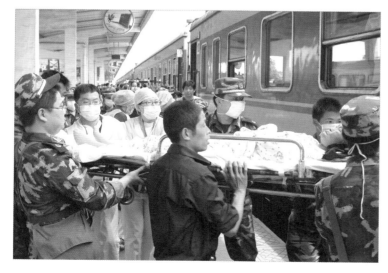

2008 年在四川抗震救灾中，中国医学科学院北京协和医学院医疗队转运重伤员。

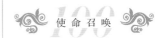
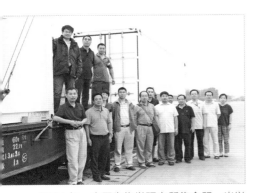

2011年，病原生物学研究所集全所一半以上科研、技术和管理骨干组成的团队，经过80多天夜以继日的奋战，圆满完成了重大传染病应急任务，得到国家、卫生部和院校各级领导的肯定。

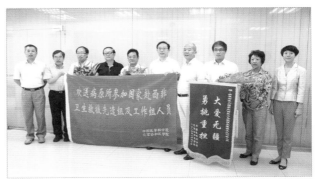

2014年8月31日，曹雪涛院长、李立明书记为院校病原所参加国家赴西非卫生救援先遣组及工作人员送行并授予"大爱无疆，勇挑重担"锦旗。

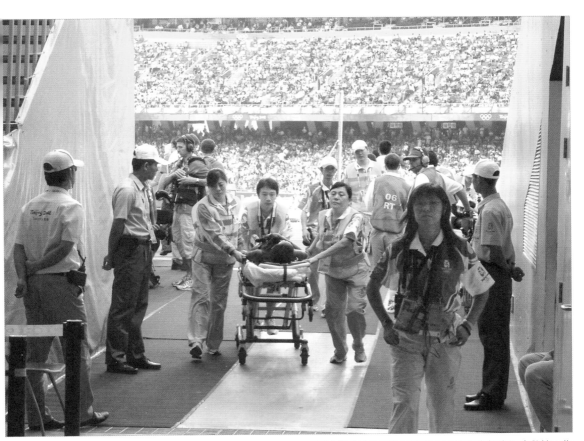

2008年北京协和医学院学生志愿者参加奥运会救护工作

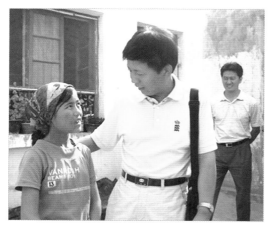

阜外心血管病医院周宪梁教授，在援疆期间询问维族小患者术后恢复情况。

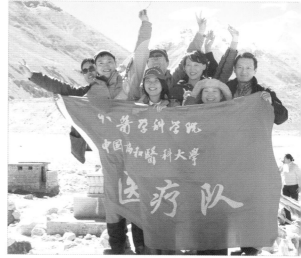

院校援藏医疗队在珠峰

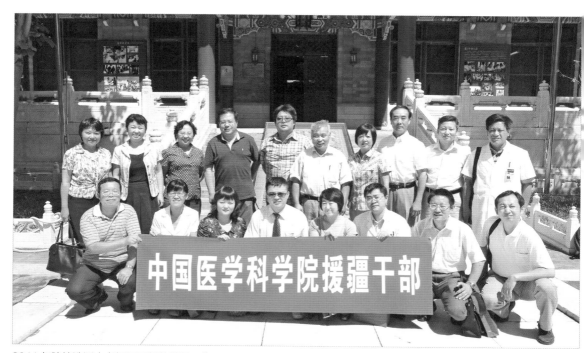

2011年院校选派十名援疆干部赴新疆工作

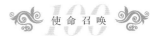

峥嵘一甲子，砥砺六十年，中国医学科学院人的身影穿越历史，用信仰呈现了一幅璀璨的画卷，用责任铸就了一座济世的丰碑。回顾中国医学科学院走过的60年奋斗足迹，每一点成就都凝聚着医科院人的汗水与智慧。展望未来，中国医学科学院实现中国梦，健康中国的宏伟蓝图已铺陈开来，让我们携手共同迎接更加灿烂光辉的未来。

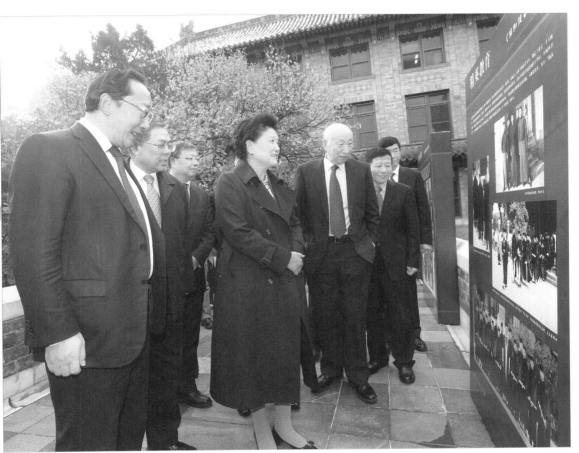

2016年11月刘延东副总理出席中国医学科学院成立60周年纪念大会期间参观院史展览

百年风雨兼程，百年沧桑巨变。北京协和医学院的历史，不仅仅是协和人血脉相连的历史，更是协和人的精神所依、前行动力。今日的协和也在以新的方式，坚守着"科学济人道"的信念，砥砺前行，在创新驱动发展、实践中国梦的今天，在人口与健康领域，中国医学科学院和北京协和医学院一定会充分发挥"国家队"和"火车头"的作用，为中华民族的传承、健康和繁荣做出新的更大贡献。

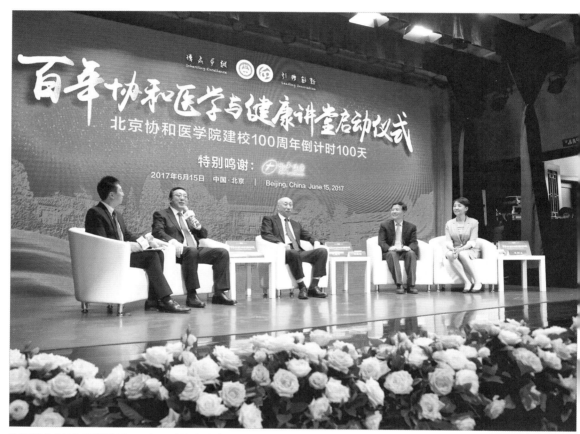

　　为迎接北京协和医学院诞辰百年，院校启动《百年协和医学与健康讲堂》活动。该活动是北京协和医学院百年校庆纪念活动之一，旨在发挥国家医学科技创新体系核心基地的力量，让大师精神与科学知识回归百姓身边，让百年协和的医学智慧惠及百姓健康，让一份大爱传递一份医者仁心，以实际行动助力健康中国建设。

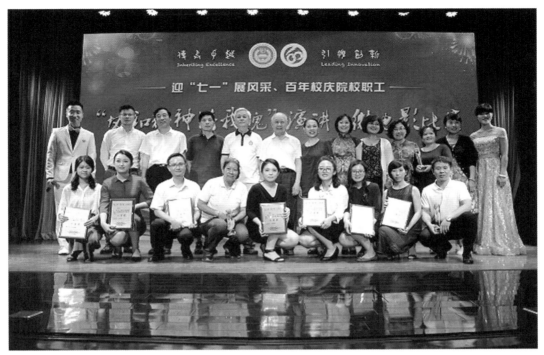

北京协和医学院建校 100 周年系列文化活动之微电影比赛

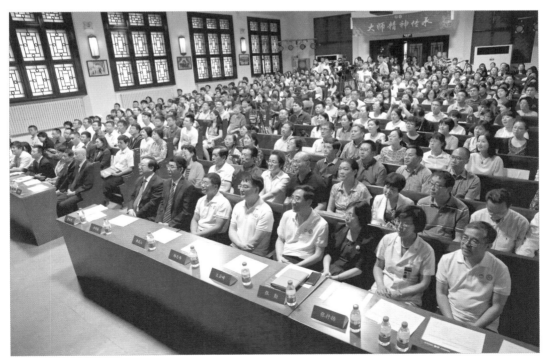

"百年协和医学与健康讲堂"启动仪式大会会场

第九编

扬帆远航

(2000—2021)

> 抓住机遇、迎难而上，努力把中国医学科学院建设成为我国医学科技创新体系的核心基地。
>
> 习近平

为贯彻落实习近平总书记重要指示精神，中国医学科学院秉承创新发展理念，服务健康中国战略，科学谋划、创新机制，通过整合国内优势研究力量，在签署合作协议基础上开展中国医学科学院院外研发机构建设，着力构建学科齐全、布局合理、交叉融通、互补协同、富有活力的开放型医学科技创新体系。

建设开放型医学科技创新体系是提升医学科技创新能力的助推器，是维护人民生命健康的压舱石。中国医学科学院将以习近平新时代中国特色社会主义思想为指导，牢固树立人民至上、生命至上理念，坚持面向世界科技前沿、面向经济主战场、面向国家重大需求、面向人民生命健康，以改革创新为动力，加快推进开放型医学科技创新体系建设，为国家卫生健康事业发展做出应有的贡献。

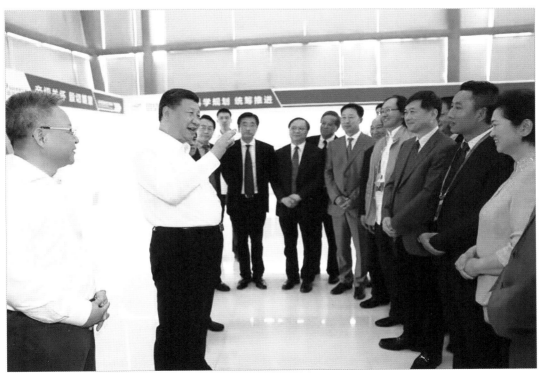

2018 年 4 月 11 日，在博鳌亚洲论坛，习近平总书记指出：实现两个一百年奋斗目标，要大力发展健康事业，要做身体健康的民族。王辰院校长聆听了总书记的讲话。

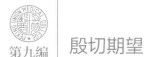

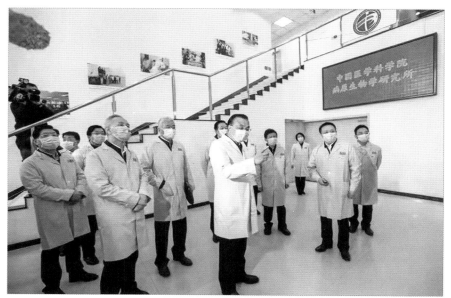

2020 年 2 月 9 日，国务院总理李克强一行调研病原生物学研究所抗疫科研工作。

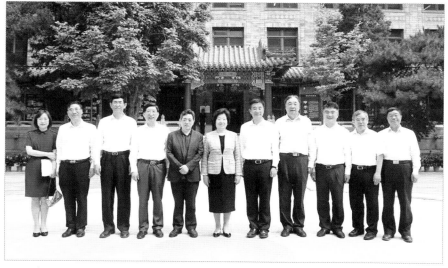

2018 年 5 月 14 日，国务院副总理孙春兰、国家卫生健康委主任马晓伟一行调研院校工作。

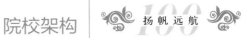

中国医学科学院北京协和医学院所属单位

科研系统

基础医学研究所

临床医学研究所

国家心血管病中心

国家癌症中心

整形外科研究所

血液学研究所

皮肤病研究所

药物研究所

医药生物技术研究所

药用植物研究所

医学信息研究所 / 图书馆

医学实验动物研究所

微循环研究所

病原生物学研究所

放射医学研究所

生物医学工程研究所

输血研究所

医学生物学研究所

系统医学研究院

医疗系统

协和医院

阜外医院

肿瘤医院

整形外科医院

血液病医院

皮肤病医院

药植所云南分所

药植所海南分所

教育系统

基础学院

临床学院

药学院

护理学院

群医学及公共卫生学院

卫生健康管理政策学院

人文和社会科学学院

研究生院

继续教育学院

19 个研究机构

6 家医院

9 所学院

239

为全面深入实施科技强国和健康中国战略，进一步贯彻落实习近平总书记"努力把中国医学科学院建设成为我国医学科技创新体系的核心基地"重要指示精神，强化对国家医学卫生健康事业发展的智力支持，中国医学科学院北京协和医学院组织召开"中国医学发展大会"，旨在搭建平台，促进医学相关领域学术交流，围绕国家医学卫生健康事业发展中的重大问题共议献策。会议以"擘画新时代国家医学创新体系及核心基地建设蓝图"为主题，同时召开"中国医学科学院学术咨询委员会学部委员会议（2021）"和"中国医学科学院开放型医学科技创新体系建设会议（2021）"，医学界齐聚一堂，聚焦医学最前沿，明辨机遇挑战，凝聚发展共识，提出战略与政策建议。

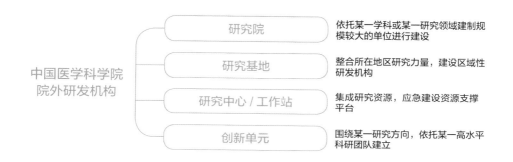

开放型医学科技创新体系

中国医学科学院院外研发机构

- 研究院　依托某一学科或某一研究领域建制规模较大的单位进行建设
- 研究基地　整合所在地区研究力量，建设区域性研发机构
- 研究中心／工作站　集成研究资源，应急建设资源支撑平台
- 创新单元　围绕某一研究方向，依托某一高水平科研团队建立

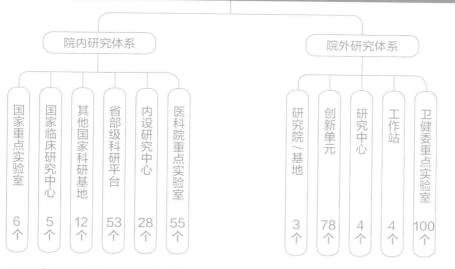

国家医学科技创新体系

院内研究体系

国家重点实验室	国家临床研究中心	其他国家科研基地	省部级科研平台	内设研究中心	医科院重点实验室
6个	5个	12个	53个	28个	55个

CAMS（科研系统，医疗系统，教育系统）

院外研究体系

研究院／基地	创新单元	研究中心	工作站	卫健委重点实验室
3个	78个	4个	4个	100个

中国医学科学院牛津研究所（COI）

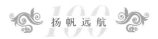

设立中国医学科学院学术咨询委员会及六大学部，国家医学战略咨询机构和高端智库初步建成：共计 217 名学部委员

临床医学部：79 人

基础医学与生物学部：83 人

卫生健康与环境学部：10 人

口腔学部：4 人

药学部：34 人

生物医学工程与信息学部：7 人

学部委员选聘

制定并实施学部委员遴选方法

开展首次学部委员选聘工作

制定科学遴选标准与路径

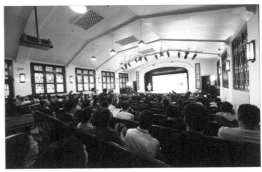

2019 年 8 月 8 日，中国医学科学院首次学部委员会议（协和礼堂）会场

智库建设

撰写咨询报告

《我国医学科技评价体系与方法的建立》

《我国规范化中文临床医学术语体系及结构化电子病历的构建》

《探索和发展中国新型医学科技创新模式》

提出专业建议

提出延长春节假期、建设方舱医院、加强核酸临床检测能力等多项建议并被中央采纳

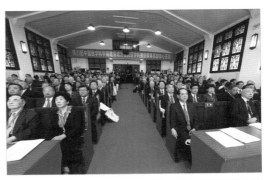

2019 年 8 月 8 日，中国医学科学院首次学部委员会议（协和礼堂）会场

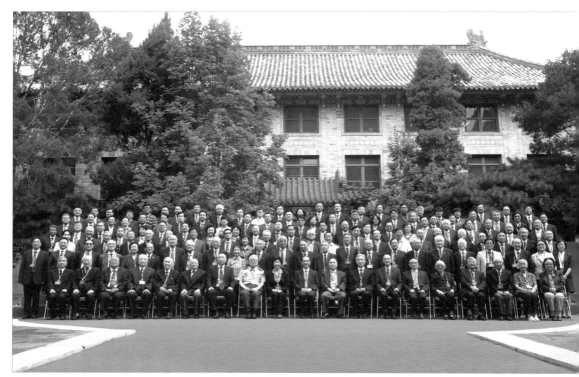

2019 年 8 月 8 日学部委员与院校领导及嘉宾合影

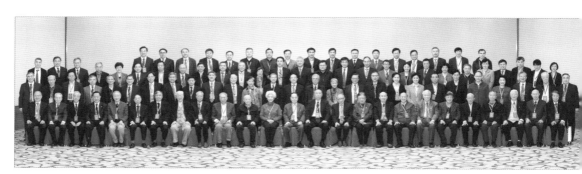

2021 年 4 月 17 日首届中国医学发展大会暨 2021 年中国医学科学院学部委员会议合影

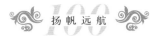

发布年度中国医院 / 医学院校科技量值（STEM）

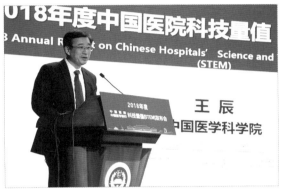

意义的重要性　　领域的创新性

数据的客观性　　指标的全面性

体系的科学性　　结果的导向性

2019 年 12 月 19 日，在 2018 年度中国医院科技量值暨由心讲堂揭幕开讲（STEM）发布会上，王辰院校长讲话

中国医院科技量值 STEM：

覆盖全国 1633 家医院

中国医学院校科技量值 STEM：

全国 107 所独立医学院校和设立医学学科的综合性大学

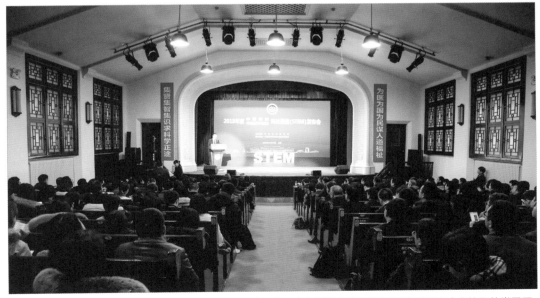

2019 年 12 月 19 日，2018 年度中国医院科技量值暨由心讲堂揭幕开讲（STEM）发布会在协和礼堂召开。

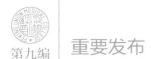

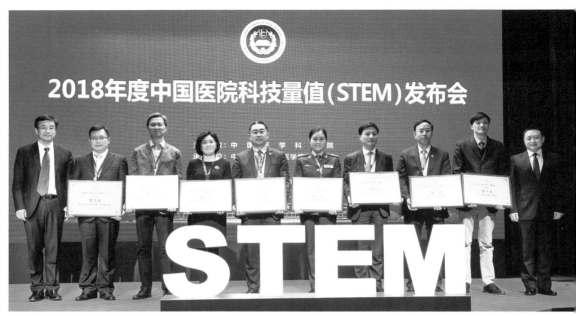

2019 年 12 月 19 日，2018 年度中国医院科技量值发布会

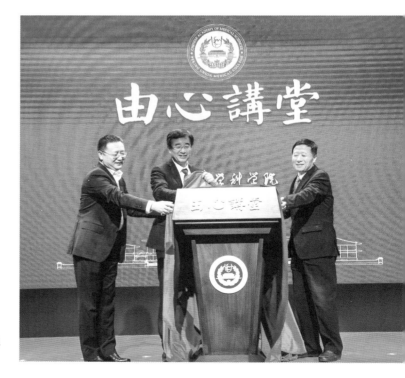

2019 年 12 月 19 日，院
校领导为由心讲堂揭幕。

发布中国医学重要进展

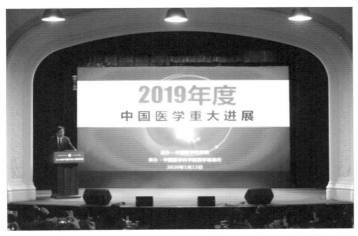

展示健康医学研究成果，引导医学科技创新

筛选核心数据，学部委员遴选，执委会终审

选出六个领域，发布重要医学进展

数据来源：10万余篇医学研究论文、药物、器械、注册的临床试验

2020年1月13日，2019年度中国医学重大进展发布会议

发布中国21世纪重要医学成就

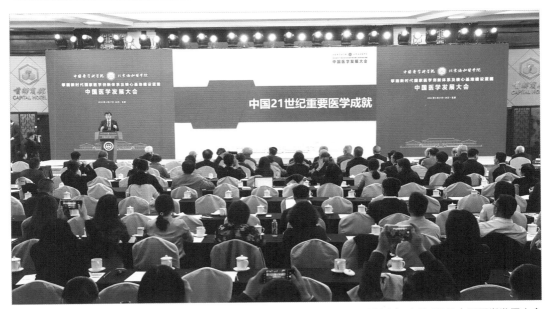

2021年4月17日中国医学发展大会

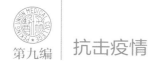
　　新冠肺炎疫情爆发后，院校党委高度重视、迅速行动，按照国家卫生健康委党组的部署和要求，立刻启动院校疫情防控工作，周密部署、形成疫情防控"一盘棋"。全面贯彻"坚定信心、同舟共济、科学防控、精准施策"总要求，坚守维护人民健康的初心使命，履行国家队的责任担当，团结带领院校19家所院、2万余名师生员工，主动出击、协同推进，为打赢新冠疫情防控阻击战贡献强有力的院校力量。

　　2020年2月1日，王辰院校长从北京匆匆赶赴武汉，在抗击"新冠肺炎"疫情的关键时期首次提出建立大规模的"方舱医院"的关键之举，对患者要应收尽收的决策建议，这是我国公共卫生防控与医疗的一个重大举措。48小时后首批3座方舱医院开舱！4000多张床位为隔离在家、孤立无援的患者开启了生命绿色通道。

　　按照国家卫生健康委的统一部署，2月4日晚，中国医学科学院紧急派出移动生物安全实验室驰援武汉。仅用8个小时，即完成P3移动实验车调试检修、实验设备配备、车辆维护保养等工作，组建由8位专业人员组成的团队，由病原生物学研究所金奇所长带队，星夜兼程驶向武汉，赴武汉新组建的方舱医院承担新型冠状病毒检测任务，及时充实当地检测力量。

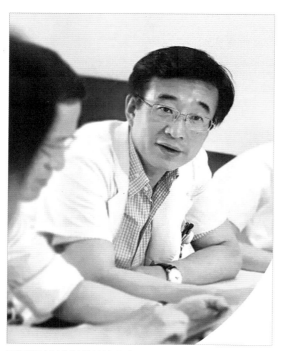

王辰院校长在讨论诊治方案

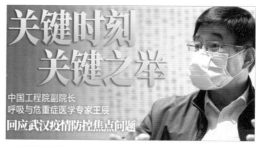

王辰院校长接受央视采访

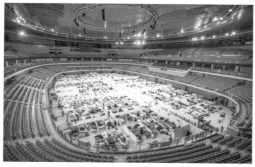

方舱医院

2020 年 2 月 4 日，院校领导为 P3 移动实验车医疗队员送行

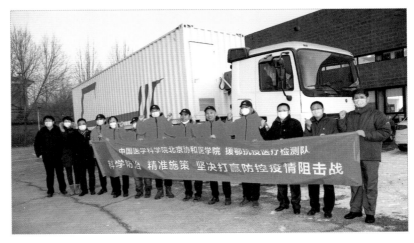

2020 年 2 月 6 日，王辰院校长在武汉慰问医疗队员

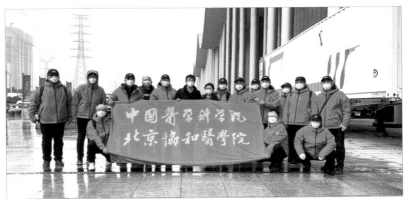

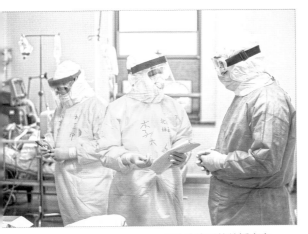

重症病房里的教授查房

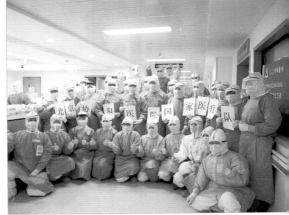

在运行 69 天、收治 109 名新冠肺炎危重症患者后，协和医疗队接管的重症病区正式关闭，光荣完成使命。

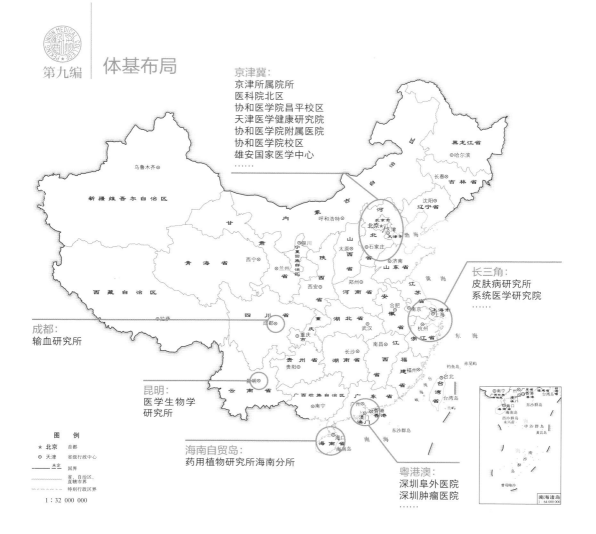

京津冀：
京津所属院所
医科院北区
协和医学院昌平校区
天津医学健康研究院
协和医学院附属医院
协和医学院校区
雄安国家医学中心
……

长三角：
皮肤病研究所
系统医学研究院
……

成都：
输血研究所

昆明：
医学生物学
研究所

海南自贸岛：
药用植物研究所海南分所

粤港澳：
深圳阜外医院
深圳肿瘤医院
……

图　例
★ 北京　首都
◎ 天津　省级行政中心
———　未定
———　国界
———　省、自治区、
　　　直辖市界
- - - -　特别行政区界
1：32 000 000

资源布局

医科院北区	新型研发机构
北京市大兴区	医药产业基地
天津市	血液病医院、放射医学研究所、生物医学工程研究所、协和医学院医学中心、天津医学健康研究院、协和医学院天津校区、中国医学科学院细胞转化基地、国家干细胞工程技术研究中心、细胞产品国家工程研究中心
河北省雄安新区	国家医学中心（雄安）
海南省自贸港	海南医学健康研究院、中国（海南）南药研究院、药植产业园、呼吸健康城镇、生物医学工程所海南分所
长江三角洲区域	皮肤病医院、系统医学研究院
四川省成都市	输血研究所
云南省昆明市	医学生物学研究所、药用植物研究所云南分所
高校	与兰州大学、中国科技大学建立战略合作关系、对口帮扶贵州医科大学

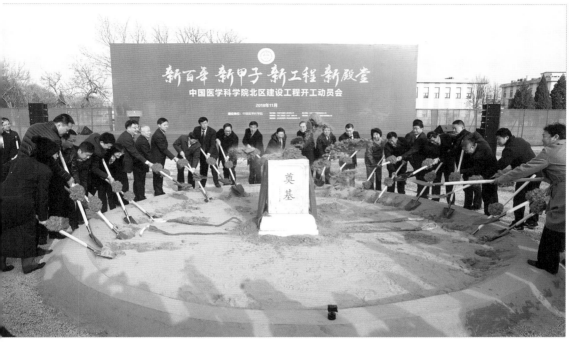

2018 年 11 月 28 日中国医学科学院北区工程奠基

北区建设工程主体结构封顶

　　作为北京市和国家卫生健康委的重点工程，院校北区工程项目承载着国家医学科研和高层次人才培养的重要功能，是推进实现国家医学科技创新体系核心基地及世界一流医学院校目标的重要举措，2018 年 11 月北区工程正式奠基。2020 年 12 月 30 日，院校举行建设工程项目推进会，庆祝院校北区建设工程主体结构封顶。王辰院校长希望这座建筑的落成，成为院校新百年发展的重要里程碑，能有力推动院校事业进步，助力中国卫生健康事业发展。

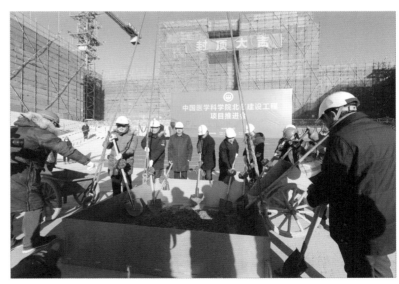

2020 年 12 月 30 日院校北区建设工程项目推进会（药植所）

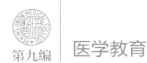
2018年，中共中央国务院印发《关于全面深化新时代教师队伍建设改革的意见》，提出"推行高等学校教师职务聘任制改革，加强聘期考核，准聘与长聘相结合，做到能上能下、能进能出"。为贯彻中共中央国务院文件精神，落实习近平总书记重要指示和推进学校"双一流"建设，北京协和医学院率先在我国医学院校引入准聘长聘教职聘任制度。在其所有医学学科中开展准聘长聘教职聘任，在我国医学院校中尚属首次。学校通过为其提供优厚待遇和资源配置，引导高端人才潜心向学，重塑教学与研究体系。

在国内率先开展准聘长聘教职与临床医学教职改革

准长聘教职聘任工作
Tenure-Track,Prof.of Med.
完善系列制度建设
探索实施引进人才国际同行评议机制（长聘岗位）
截至 2021 年 4 月，共聘任 128 人

临床教职聘任工作
Physician-Scientists Track, Prof.of Clinical Med.
第一个实行临床医学教职制度的临床医学院
首批聘任 33 人

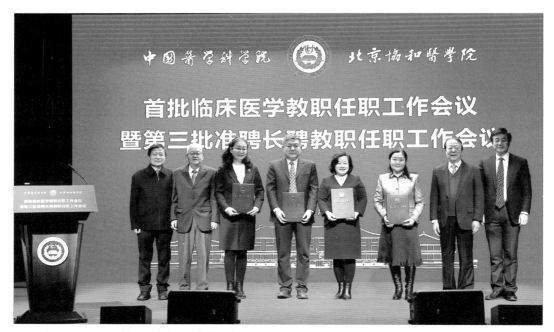

2020 年 12 月 14 日，协和医学院举行首批临床医学教职任职工作会暨第三批准聘长聘教职任职工作会

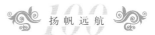

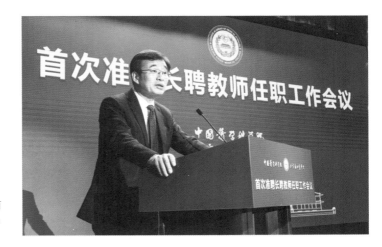

2019 年 12 月 23 日，院校首次准聘长聘教师任职工作会议，王辰院校长讲话

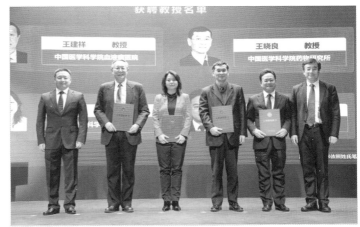

2019 年 12 月 23 日，院校首次准聘长聘教师任职工作会议，王辰院校长，吴沛新书记向教师们颁发聘任证书

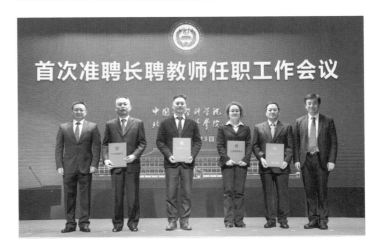

2019 年 12 月 23 日，院校首次准聘长聘教师任职工作会议，王辰院校长，吴沛新书记向教师们颁发聘任证书

肇启我国多学科"4+4"临床医学教育模式

八年制临床医学专业招生模式改革（4+4）三大妙处：纳多学科者学医、纳爱医者学医、纳天下贤才学医。

首创"卓越护理人才贯通培养改革试验班"

"新医科"理念，多学科融合，探索新形势下护理专业人才培养模式改革与实践。

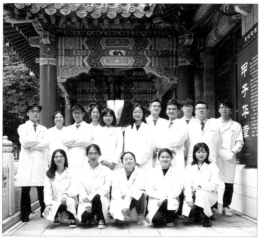

"4+4"临床医学试点班

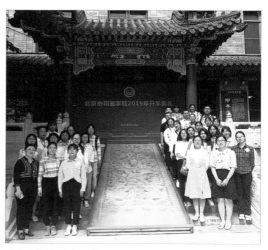

"4+2"护理卓越班

成立群医学及公共卫生学院 成立卫生健康管理政策学院

为面向国家重大战略需求，创新医防协同机制，院校在原公共卫生学院基础上成立群医学及公共卫生学院。同时，为推动卫生健康治理体系和治理能力现代化，成立卫生健康管理政策学院。2020年7月16日，两学院成立仪式在协和礼堂举行。

院校公共卫生学科体系建设，将在国家战略层面促进弥合医防裂痕，推动医防协同；开展管理政策科学研究和实践探索，推动卫生健康治理体系和治理能力现代化。与原公共卫生学院相比，新成立的两个学院在学科体系建设、功能定位布局、人才培养机制方面更加完善，对整合院校系统优势，更好地发挥教学、科研、社会服务职能具有重要意义。

推动卫生健康治理体系和治理能力现代化：群医学及公共卫生学院10个学系，4个中心；卫生健康管理政策学院：5个学系，3个研究中心，1个政策模拟实验室。

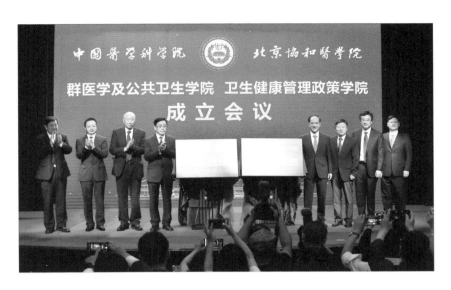

2020 年 7 月 16 日
两学院成立

实施全球人才招聘战略

　　2020 年 12 月 22 日，中国医学科学院北京协和医学院举办 2020 年全球人才工作交流活动，面向全球广纳贤才，招募具国际视野和能力的医界精英。

过往鸿儒　今来俊杰　共襄盛业

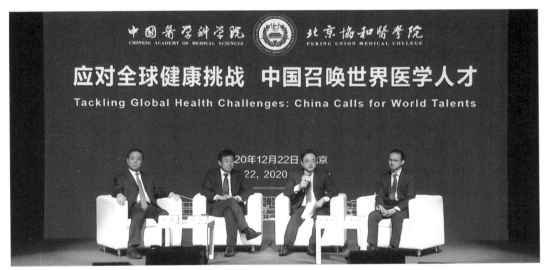

2020 年 12 月 22 日全球人才工作交流活动

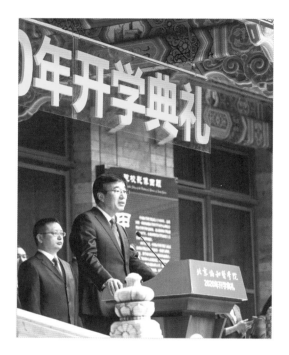

2020 年 9 月 10 日院校举行 2020 年开学典礼，校长王辰致辞。

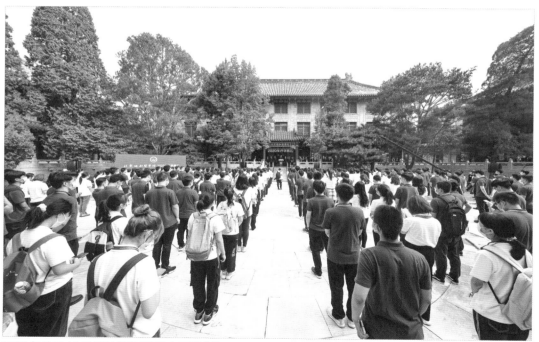

2020 年 9 月 10 日 院校举行 2020 年开学典礼

2021 年 7 月 4 日，在北京协和医学院 2021 届毕业典礼上，王辰校长发表讲话，他希望"尊科学济人道，寓高贵于朴实，以天下为己任，助众生求福祉"的协和精神在同学们身上发扬光大。

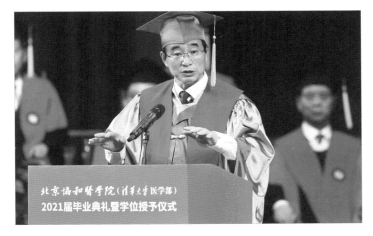

伴随着《我爱你中国》的悠扬旋律，一面巨型五星红旗在会场内徐徐铺开，在毕业生们的手中移送向主席台。在庄严的国歌声中，典礼隆重举行。

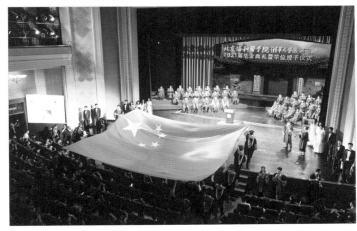

2021 年 7 月 4 日，北京协和医学院 2021 届毕业典礼暨学位授予仪式会场

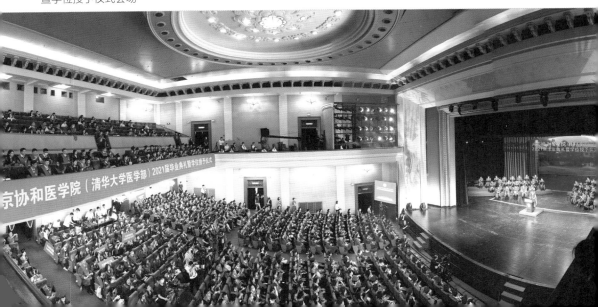

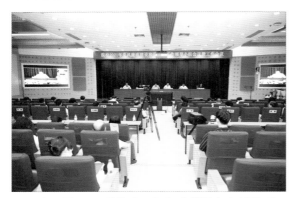

2021年7月5日，院校召开2021年党风廉政建设和反腐败工作领导小组会议暨工作会议。

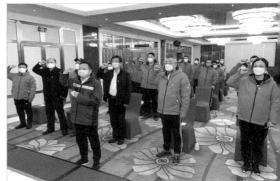

2020年3月8日，院校援鄂抗疫医疗检测队临时党支部主题党日活动，重温入党誓词。

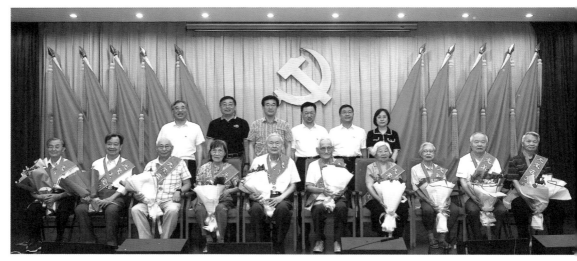

2021年7月5日，在庆祝中国共产党成立100周年暨"七一"表彰大会上，院校领导与"光荣在党50年"老党员代表合影。

2021年7月19日，院校党委书记姚建红（左5）、副书记王云峰（右5）为学生暑期社会实践队授旗，并寄语青年学子了解国情、开阔视野，增长才干、服务国家。

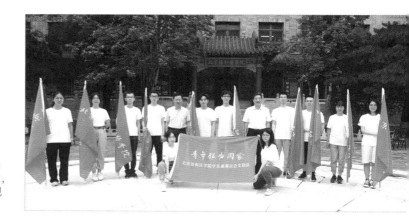

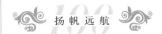

全院校现有基层党组织 455 个（2020 年 12 月止）		
基层党委 20 个 （院校党委 1 个、所院党委 18 个、机关党委 1 个）	**党总支 37 个**	**党支部 398 个**
共有党员 10613 名		

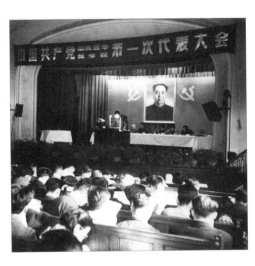

1960 年 5 月 7 日，中国共产党中国医学科学院第一次代表大会召开

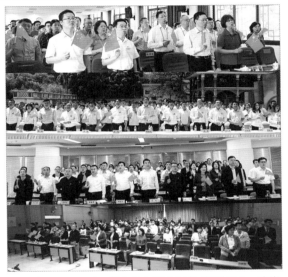

2021 年 5 月 14 日，举办党史学习教育"四地同上一堂党史课"主题党日活动

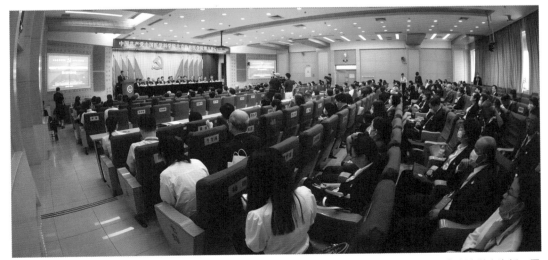

2021 年 7 月 22 日，中国共产党中国医学科学院北京协和医学院第八次代表大会胜利召开，会议选举产生新一届党委会和纪律检查委员会

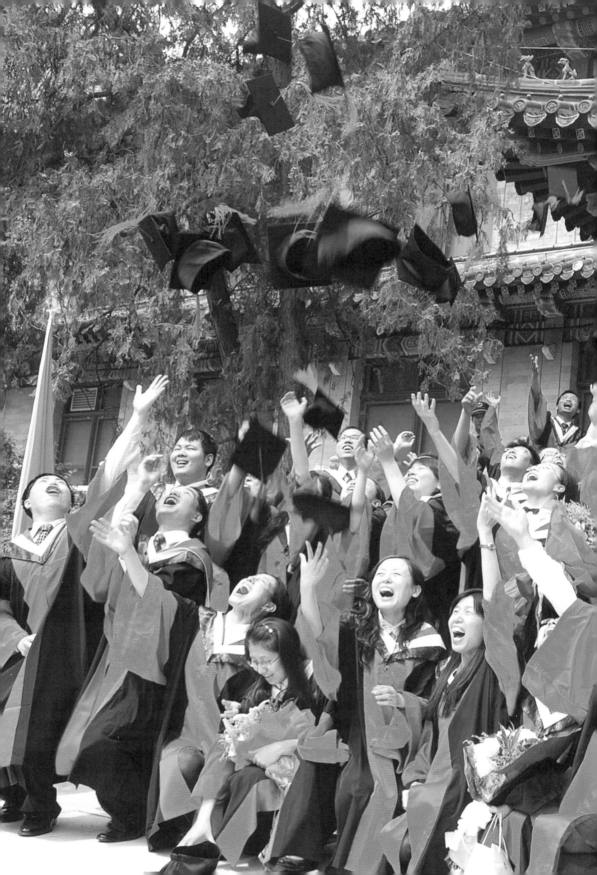

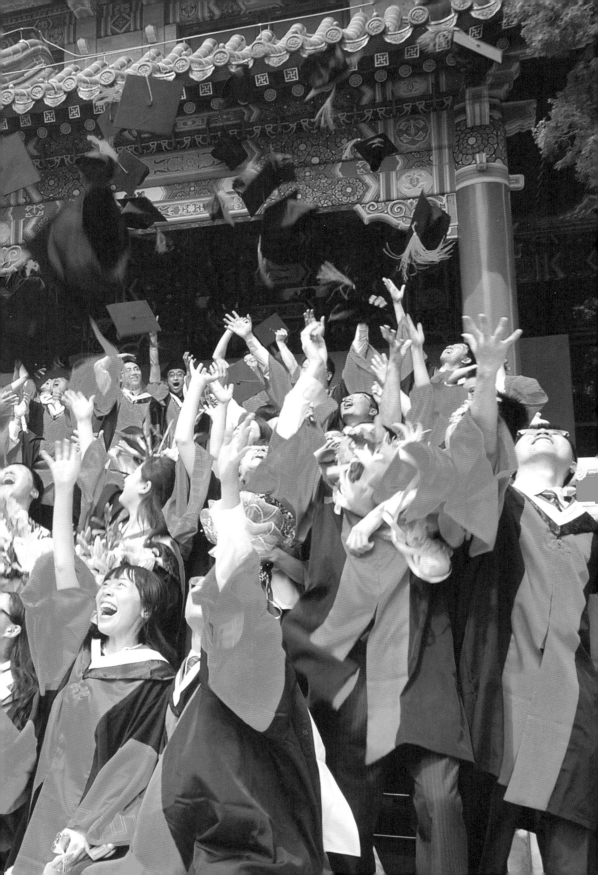

附 录

中国医学科学院北京协和医学院
历任院校长 党委书记

序号	姓名	性别	职务	任职时间
1	麦克林	男	校长	1916—1920
2	胡恒德	男	校长	1920—1928 1938—1942
3	顾临	男	代理校长	1928—1929
4	刘瑞恒	男	校长	1929—1938
5	李宗恩	男	校长	1947—1957
6	沈其震	男	院长	1956—1958
7	黄家驷	男	院长 院校长	1958—1959 1959—1983
8	吴阶平	男	院校长	1983—1984
9	顾方舟	男	院校长	1984—1992
10	巴德年	男	院校长	1992—2001
11	刘德培	男	院校长	2001—2011
12	曾益新	男	校长	2011—2015
13	曹雪涛	男	院长 院校长	2011—2015 2015—2018
14	王辰	男	院校长	2018—至今
15	张之强	男	党委书记	1952—1966
16	白希清	男	党委书记	1966—1973
17	杨纯	女	党委书记	1976—1978
18	王伟	男	党委书记	1978—1979
19	林士笑	男	党委书记	1979—1982
20	冯佩之	男	党委书记	1983—1984
21	顾方舟	男	党委书记	1985—1986
22	钱昌年	男	党委书记	1986—1998
23	刘晓程	男	党委书记	1998—2000
24	祁国明	男	党委书记	2000—2001
25	刘谦	男	党委书记	2001—2007
26	李立明	男	党委书记	2007—2016
27	李国勤	男	党委书记	2016—2019
28	吴沛新	男	党委书记	2019—2021
29	姚建红	男	党委书记	2021—至今

中国科学院 中国工程院
两 院 院 士

序号	姓名	性别	类别	专业	当选时间	备注
1	张孝骞	男	中国科学院院士	内科学	1955	*
2	张锡钧	男	中国科学院院士	生理学	1955	*
3	钟惠澜	男	中国科学院院士	热带病学	1955	*
4	林巧稚	女	中国科学院院士	妇产科学	1955	*
5	陈文贵	男	中国科学院院士	微生物学	1955	*
6	魏曦	男	中国科学院院士	微生物学	1955	*
7	沈其震	男	中国科学院院士	生理学	1955	*
8	黄家驷	男	中国科学院院士	外科学	1955	*
9	吴英恺	男	中国科学院院士	外科学	1955	*
10	冯兰洲	男	中国科学院院士	寄生虫学	1957	*
11	王善源	男	中国科学院院士	微生物学	1957	*
12	谢少文	男	中国科学院院士	微生物学、免疫学	1980	*
13	黄祯祥	男	中国科学院院士	病毒学	1980	*
14	杨简	男	中国科学院院士	病理学	1980	*
15	梁植权	男	中国科学院院士	生物化学	1980	*
16	王世真	男	中国科学院院士	核医学	1980	*
17	朱既明	男	中国科学院院士	病毒学	1980	*
18	黄量	女	中国科学院院士	药物化学	1980	*
19	梁晓天	男	中国科学院院士	药物化学	1980	*
20	吴旻	男	中国科学院院士	遗传学	1980	*
21	吴阶平	男	中国科学院院士 中国工程院院士	外科学	1981 1995	*
22	薛社普	男	中国科学院院士	细胞生物学	1991	*
23	周同惠	男	中国科学院院士	药物分析化学	1991	*
24	强伯勤	男	中国科学院院士	生物化学	1991	
25	宋鸿钊	男	中国工程院院士	妇产科学	1994	*
26	刘玉清	男	中国工程院院士	医学影像学	1994	

注：中国科学院中国工程院两院院士按选聘时间排序。

中国科学院 中国工程院
两 院 院 士

序号	姓名	性别	类别	专业	当选时间	备注
27	肖培根	男	中国工程院院士	生药学	1994	
28	刘耕陶	男	中国工程院院士	药理学	1994	*
29	巴德年	男	中国工程院院士	免疫学	1994	
30	史轶蘩	女	中国工程院院士	内分泌学	1996	*
31	朱晓东	男	中国工程院院士	外科学	1996	
32	刘德培	男	中国工程院院士	生物化学	1996	
33	王琳芳	女	中国工程院院士	生物化学	1997	
34	甄永苏	男	中国工程院院士	药理学	1997	
35	陆士新	男	中国科学院院士	肿瘤病理学	1997	*
36	孙 燕	男	中国工程院院士	肿瘤学	1999	
37	刘彤华	女	中国工程院院士	病理学	1999	*
38	于德泉	男	中国工程院院士	药物化学	1999	
39	程书钧	男	中国工程院院士	肿瘤学	1999	
40	高润霖	男	中国工程院院士	心血管病学	1999	
41	沈 岩	男	中国科学院院士	生物化学	2003	
42	曾益新	男	中国科学院院士	肿瘤学	2005	
43	曹雪涛	男	中国工程院院士	免疫学	2005	
44	邱贵兴	男	中国工程院院士	骨科学	2007	
45	赵玉沛	男	中国科学院院士	外科学	2011	
46	郎景和	男	中国工程院院士	妇产科学	2011	
47	詹启敏	男	中国工程院院士	肿瘤学	2011	
48	赫 捷	男	中国科学院院士	外科学	2013	
49	王 辰	男	中国工程院院士	呼吸病学与危重症医学	2013	
50	林东昕	男	中国工程院院士	遗传学	2013	
51	胡盛寿	男	中国工程院院士	外科学	2013	
52	顾东风	男	中国科学院院士	预防心脏病学、流行病学	2017	

注：1993 年 10 月后，中国科学院学部委员改称院士。备注栏冠 * 者已逝世。

参考文献

[1] 中国协和医科大学编：《中国协和医科大学校史（1917—1987）》，北京科学技术出版社 1987 年版。

[2] 高晞著：《德贞传：一个英国传教士与晚清医学近代化》，复旦大学出版社 2009 年版。

[3] 董炳琨主编：《协和育才之路》，中国协和医科大学出版社 2001 年版。

[4] 政协北京市委员会文史资料研究委员会编：《话说老协和》，中国文史出版社 1987 年版。

[5] 董炳琨等著：《老协和》，河北大学出版社 2004 年版。

[6] 李立明主编：《协和精英》（上、下卷），中国协和医科大学出版社 2012 年版。

[7] 李立明主编：《协和硕果》，中国协和医科大学出版社 2009 年版。

[8] （美）玛丽·布朗·布洛克著：《洛克菲勒基金会与协和模式》，中国协和医科大学出版社 2014 年版。

[9] （美）约翰·齐默尔曼·鲍尔斯著：《中国宫殿里的西方医学》，中国协和医科大学出版社 2014 年版。

[10] （美）福梅龄著：《美国中华医学基金会和北京协和医学院》，中国协和医科大学出版社 2014 年版。

[11] （美）玛丽·布朗·布洛克著：《油王：洛克菲勒在中国》，商务印书馆 2014 年版。

[12] 慕景强著：《西医往事：民国西医教育的本土化之路》，中国协和医科大学出版社 2010 年版。

[13] 讴歌编著：《协和医事》，生活·读书·新知三联书店 2016 年版。

[14] 刘德培、刘谦主编：《外科医生黄家驷》，中国协和医科大学出版社 2006 年版。

[15] 刘德培、刘谦主编：《沈其震画传》，中国协和医科大学出版社 2006 年版。

[16] 刘德培、刘谦主编：《邓家栋画传》，中国协和医科大学出版社 2007 年版。

[17] 北京协和医院、湘雅医学院编著：《张孝骞画传》，中国协和医科大学出版社 2007 年版。

[18] 北京协和医院编：《皮肤科医生李洪迥》，中国协和医科大学出版社 2008 年版。

[19] 北京协和医院编：《刘士豪画传》，中国协和医科大学出版社 2010 年版。

[20] 北京协和医院编：《周华康教授画册》，中国协和医科大学出版社 2010 年版。

[21] 基础医学院编委会：《中国公共卫生与流行病学一代宗师何观清》，北京出版社 2011 年版。

[22] 李立明主编：《章央芬画传》，中国协和医科大学出版社 2014 年版。

[23] 北京协和医院编著：《协和医魂曾宪九》，生活·读书·新知三联书店 2014 年版。

后　记

　　《北京协和医学院——百年图史》的出版，应该说是《世纪协和》的缩编版，在内容上与其一脉相承，印装上力求阅读和携带的便利。

　　百年协和，可歌可颂。我们力图通过精选的历史图片，使协和医学院波澜壮阔的百年风貌如画卷一般展开，让协和人、协和魂，具体而灵动起来，真真切切地走进我们的心里。

　　《北京协和医学院——百年图史》以院校档案中心的原始资料与《中国协和医科大学校史》《中国医学科学院院校报》《协和育才之路》等重要史料为依据，同时参阅了《协医周刊》《话说老协和》《老协和》等书刊，以及原院校长巴德年的"协和的创造力和影响力"等文献，在此基础上编著完成。

　　本书的编写和出版，自始至终得到了院校党委的关心与支持，院校领导、老同志以及院校所属各单位、机关行政各职能部门，以及《健康报》、新华社、四川大学华西医学院、四川大学公卫学院、中南大学湘雅医学院、贵州医科大学等相关单位和部门，都给予了大力支持和帮助。特别是《健康报》报界老前辈昌鸿恩、李祖慧、杨立森；中国医学科学院北京协和医学院基础医学院廖苏苏教授，兰州大学张庆宁教授为本书提供了大量珍贵的图片资料。在《北京协和医学院——百年图史》出版之际，谨对所有为本书提供支持与帮助的单位和个人致以衷心的感谢！

　　由于编者掌握资料的局限和水平所限，疏漏和差错难免，敬请读者批评指正。

院校史丛书编委会

2021 年 9 月